U0273656

艾为纯阳之品，
可以为女人祛寒、温经络、除病

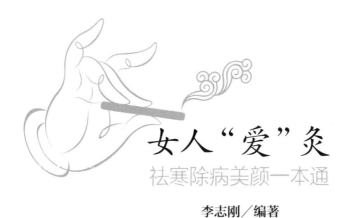

女人"爱"灸

祛寒除病美颜一本通

李志刚／编著

全国百佳图书出版单位

中国中医药出版社

·北京·

图书在版编目（CIP）数据

女人"爱"灸：祛寒除病美颜一本通 / 李志刚编著. —北京：中国中医药
出版社，2021.2

ISBN 978-7-5132-6330-6

Ⅰ. ①女… Ⅱ. ①李… Ⅲ. ①艾灸 Ⅳ. ①R245.81

中国版本图书馆CIP数据核字(2020)第139950号

中国中医药出版社出版

北京经济技术开发区科创十三街31号院二区8号楼

邮政编码　100176

传真　010-64405721

河北省武强县画业有限责任公司印刷

各地新华书店经销

开本710×1000　1/16　印张10　字数162千字

2021年2月第1版　2021年2月第1次印刷

书号　ISBN 978-7-5132-6330-6

定价　59.80元

网址　www.cptcm.com

社 长 热 线　010-64405720
购 书 热 线　010-89535836
维 权 打 假　010-64405753

微信服务号　zgzyycbs
微商城网址　https://kdt.im/LIdUGr
官 方 微 博　http://e.weibo.com/cptcm
天猫旗舰店网址　https://zgzyycbs.tmall.com

如有印装质量问题请与本社出版部联系（010-64405510）

版权专有　侵权必究

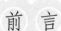

前　言

　　现代社会，女性要承担的社会责任越来越大，生活的压力也越来越大，过度的劳累以及心理上的压力使很多女性处于亚健康状态，身体功能的下降引发了各种疾病，威胁着女性健康。就医的麻烦、药物的不良反应等也时时困扰着女性。有没有一种不打针、不吃药，既能强身健体又能治疗疾病的办法呢？本书就给广大女性提供了这样的方法——艾灸。

　　艾灸在我国已有数千年历史。早在春秋战国时期，人们就已经开始广泛使用艾灸疗法，《庄子》中有"越人熏之以艾"，《孟子》中也有"七年之病求三年之艾"的记载，历代医学著作中关于艾灸的记录更是比比皆是。经过代代传承，艾灸的魅力至今不衰。

　　艾灸是利用艾叶作为原料，制成艾绒和艾条，然后在选定的穴位上用各种不同的方法燃烧，直接或间接地施以适当温热刺激，通过经络的传导作用而达到治病和保健的一种方法。此法不仅可以改善人体的气血循环、疏经通络、调节脏腑功能、改善亚健康，还能治疗各种病症，尤其适合女性的温养。艾灸的操作方法简单，即便是完全不懂医学的女性，通过简单的学习后，也可自己操作。

　　衷心希望本书能给广大女性朋友提供便利，带去健康和快乐。同时，欢迎读者对书中的不足之处提出宝贵的意见。

李志刚

2020 年 10 月

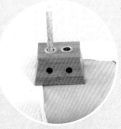

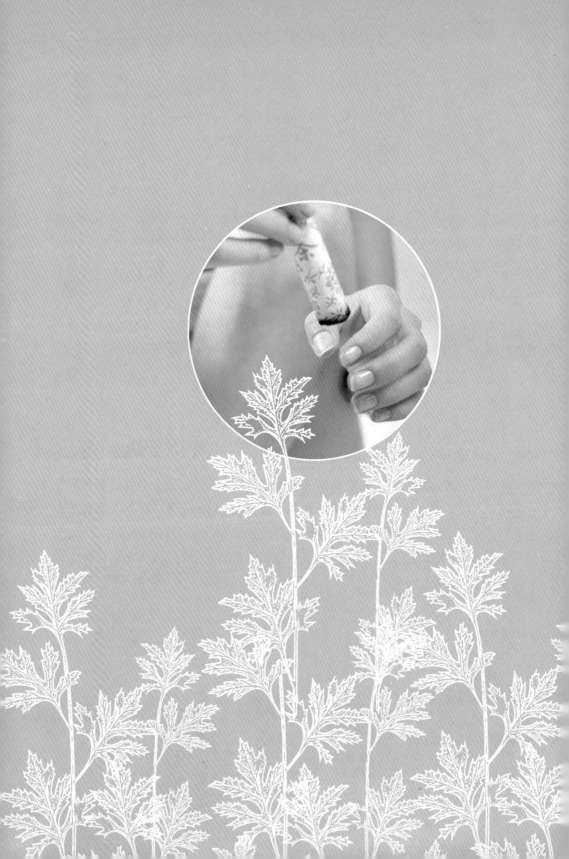

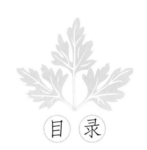

目 录

第二章

"艾"到病除，赶走女人那些小烦恼 …… 35

第三章

女人"艾"自己，搞定"面子工程" …… 77

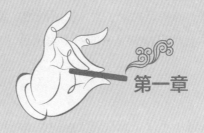

第一章

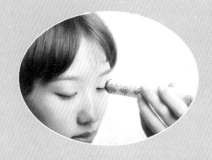

女人要温养，"艾"自己多一点

"十女九寒"，寒湿对女性健康的危害巨大。女性祛除体内寒湿最好的方法就是给予温暖刺激。艾灸以艾的辛散和火的温暖对经络穴位进行温热刺激，能起到温经散寒除湿的效果，是最简单有效的温养方式。

女人怕寒邪，寒湿重则百病生

十女九寒，女性疾病大多由寒湿引起

女人天生属阴，生理上的特点决定了女人要不断地、更多地消耗阳气。很多女性经常手脚冰凉，还有的女性直接就是宫寒。中医上讲"十女九寒"，其实说的就是女人的宫寒。

◆ 宫寒是妇科疾病之源

所谓宫寒，是指女性肾阳不足，胞宫失于温煦所出现的下腹坠胀、疼痛，得热则缓和，以白带多、痛经、月经失调、脉沉紧、舌苔薄白多津为主要症状者。宫寒最大的危害是会引发各种女性疾病。

宫寒会导致卵巢疾病的发生，造成排卵障碍，促使女性激素水平下降，从而影响正常的月经，影响受孕生育。此外，宫寒的女性更容易患上一些妇科急慢性炎症，如阴道炎、宫颈炎、子宫内膜炎、附件炎等。

◆ 为什么女性容易宫寒

女性宫寒，除了本身的身体属阴寒，生活方式也是很重要的影响因素。

盲目减肥

快速瘦身无非是采用峻烈猛药，以非正常手段排出体内多余的水分和脂肪。这在中医看来，等于身体在短时间内丢失了大量的营养物质，寒邪很可能乘虚而入，攻击子宫。

喜食寒凉

吃了过多寒凉、生冷的食物后，这些食物进入体内会消耗阳气，导致寒邪内生，侵害子宫。

流产

精卵的结合及胎儿的生长，需要消耗女性大量的能量物质，所以怀孕中的女性容易身体不适、长色斑等。而流产就相当于突然全部扔掉那些能量物质，会损耗女人大量的阳气，如果休养不到位，阳气久耗，子宫失去温煦，宫寒就会随之产生。

着装不当

很多女性喜欢穿裙子、露脐装，很容易耗损阳气，下半身着凉会直接导致女性宫寒。再如夏天吹空调，不知不觉身体就受到寒冷的"折磨"，导致宫寒，出现手脚冰冷、浑身无力、食欲不振甚至月经不调的症状。

寒湿伤阳，阳气不足则身体虚

在健康的状态下，阴阳处于平衡状态，也就是通常所说的平和体质。平和体质是最理想的体质，平和体质的女性面色红润，头发多而乌黑，气息充足，全身散发着健康的美。

但女性一旦受到寒湿侵袭，情况就不同了。

寒邪最大的特点就是使气血凝滞，影响阳气与血液的运行，从而造成血不通畅。湿邪的特点则是黏滞，会阻碍阳气的生成、宣发和疏泄，使血流不畅。

《素问·生气通天论》中说："阳气者，若天与日，失其所，则折寿而不彰。"阴阳的关系不是对等的，阳气是主要的，阳主阴从。而女性天生属阴，如果女性的阳气失于敷布，阴寒得以凝聚，就会给疾病提供生长的土壤。而寒湿则是导致女人阳气不足、阴寒凝聚的重要原因。

中医常常将寒湿同提，是由于寒邪与湿邪常相附相生，病情交织。古代医家更偏重于论治寒邪，张仲景在《伤寒杂病论》中对于寒邪有详细的论述，他将很多疾病都归因于寒邪入侵。不过随着生活环境的改变，如今单纯的伤寒已经很少见了，多是寒邪与湿邪交织。这种寒与湿交织会在人体形成一股浊重之气，严重阻碍人体气机，从而成为各种疾病的源头。

总而言之，女人染上寒湿，就会气血不通，而气血不通相当于让女人的身体处于"瘀堵"的状态，这种状态很容易引起各种疾病，如畏寒怕冷、泄泻、腹胀、浮肿等。这些疾病不但影响女人的内在健康，也会直接影响到女人的外表美丽。

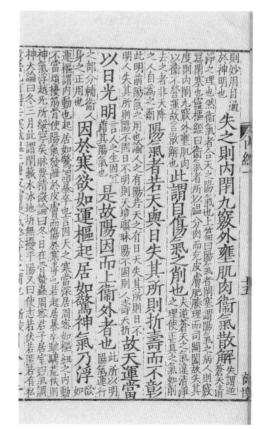

寒湿生虚火，虚火旺则精力差

寒湿对女人的影响不仅在于寒凉和湿，还有火。很多女性明明体内有湿，但反映出来却是身体燥热；还有些女人总是长疮长痘，中医诊断会说是寒湿重，这些都是寒湿生火的表现。

本来寒湿和火是两种对立的事物，为什么寒重反而会引起"火"呢？因为，身体内的寒重造成的直接后果就是伤肾，引起肾阳不足、肾气虚，造成各脏器功能下降。肾在五行中属水，水是灌溉、滋润全身的，当人体内的水不足时，就如大地缺水一样，身体会感到燥热。

我们身体内的脏器也是一样，每个脏器的工作都需要水的支持，如果缺少了水的滋润，就易生热。最典型的是肝脏，肝脏属木，最需要水的浇灌，而一旦缺水干燥，肝火就非常明显。

女人以肝为先天，肝对女人的外貌和健康有重要的意义。肝火旺盛，则肝气容易上逆，从而引发妇科病证。

关于人体内的"火"，中医将其分为实火和虚火。

虚火也称为阴虚火旺，所谓阴虚火旺，并不是指真的"上火"了，而是阴被消耗得太多，阳相对比较旺盛，致使身体出现反复口腔溃疡等一系列虚火的不适症状。体有寒湿者，所生的火都是虚火。

实火称为阳亢，也就是阳太亢盛了。若身体的阴维持在正常值不变，而阳上升了，则会出现牙龈肿痛等一系列实火的症状。

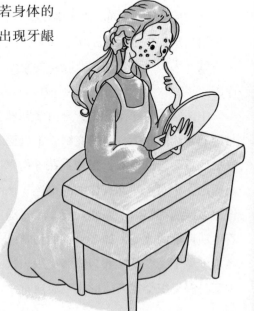

 虚火

经常口腔溃疡、牙痛、咽痛、口干口渴；五心烦热（双手心、双脚心、胸口，合称五心），睡觉时手和脚总是不自觉地伸到被子外面；失眠烦躁，难以入睡；脸上长痘，嘴唇干燥起皮；眼睛干涩或视物模糊；午后颧部发红，眩晕、耳鸣等。

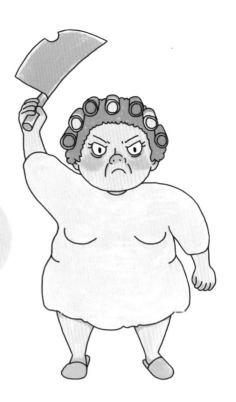

实火

　　口干口渴，喜喝冷水；便秘，口臭，脸上长痘；脚臭；容易出汗，脾气大，爱发火；眼睛红肿，牙龈肿痛；小便黄赤，大便秘结等。

　　都说"女人是水做的"，女性体内有虚火，不仅影响内在的健康，也影响着女性的外在容颜，于是祛火成为女性刻不容缓的大事。很多女性一"上火"，就想到要用泻火、清火、降火的寒凉药物进行治疗，这种情况下，反而使得寒上加寒、虚上加虚，越治火越大。

　　去虚火，实际上反倒是要用补的方法，最好的方法就是艾灸。通过艾灸，肾阳之火、肾气就不断得到充实，身体自然就强壮起来，各种虚火自然就消退了。再用温热的食物来补，就不会出现"上火"的问题。

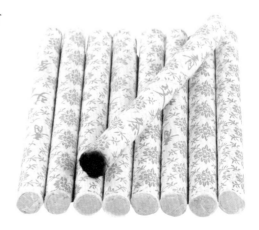

寒湿是如何形成的

体感外邪，寒湿生于经络

在生活中可以看到很多女性明明脸很小、上半身很苗条，可是下半身很胖，这就是传说中的"大象腿"，也叫梨形身材。这种身材对爱美女性的困扰很大，有些女性不敢穿裙子、牛仔裤或者紧身裤，就是怕把腿粗的缺点直接暴露出来。其实，造成这种体型的罪魁祸首，很可能就是寒湿。

人的皮毛腠理是抵挡外界邪气的一道屏障，同时也是一个开放的系统，寒湿邪气入侵，首先要突破的就是这层防御系统。寒湿突破外层防御后，首先侵犯的就是经络，一旦寒湿入侵并聚集经络，就会造成经络瘀滞。

寒湿具有凝滞的特性，凝滞之物多半会堆积于身体的下部，所以体内寒湿累积多了就会使人下肢显得臃肿，尤其是大腿外侧特别肿，因为这是足少阳胆经的循行路线，足少阳胆经是阳气初生的经络，此经络气血物质的运行变化过程中不断地被寒湿袭扰，如果寒湿邪气直中胆经，此处气血遇寒则凝，从而形成阻塞。

通俗地说，就是女人受寒后，血液流通变差，直接导致体温变低，体温变低又导致血管收缩，导致血液循环进一步变差，形成恶性循环。这个恶性循环的结果就是造成像大腿、臀部等远离心脏的部位温度变低，导致这些部位的脂肪堆积能力变强，时间长了，肥肉堆积，下身就肥胖了。

要想改变这种状况，只有赶走寒湿，改变下半身循环状况，提升基础代谢率，只有这样才能拥有苗条的身段。

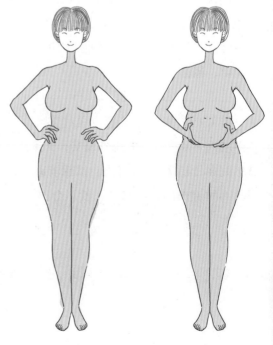

另外，寒湿由人体不同的部位入侵经络，其表现也是各不相同的。

饮食不当，寒湿起于脾胃

现代女性工作、生活方面的应酬多，难免会吃冷饮，喝大量啤酒、饮料等，不知不觉就让胃肠聚积了过多寒湿，如不及时祛除，就会妨碍整个身体气机的运行。

◆ 脾虚会让水湿滞留身体

人体所需要的营养、水分全部从小肠吸收，小肠壁密密麻麻排着无数的毛细血管，这些毛细血管连通人体各个部位，人体所需的营养、水分大都通过小肠吸收。如果脾胃功能异常，脾失健运，体内的水分不能正常被吸收，就会在体内蓄积多余的水分。

这些多余的水分如果得不到脾脏的有效运化，不能有效地排出体外，就会形成人体的湿气。而现在越来越多的女人因为饮食不当伤了脾脏，导致体内的水湿得不到有效的运化，所以越来越多的女人身上湿气过重。

◆ 寒凉饮食导致脾胃虚寒

脾胃虚寒的女人，常表现为如下症状。

1. 因天气变冷或食寒冷食品而引发疼痛，疼痛时伴有胃部寒凉感，得温则症状减轻。

2. 胃痛隐隐，绵绵不休，冷痛不适，喜温喜按，空腹痛甚，得食则缓，劳累、食冷或受凉后疼痛发作或加重。

3. 泛吐清水，食少，神疲乏力，手足不温，大便溏薄，舌淡苔白，脉虚弱。

十个信号提醒女人体内有寒湿

这5个信号表明女人体内有寒

1.面色青白

面色是女人健康的一面镜子，面色发白、发青，都是体内有寒的明显特征。颜色越是苍白，就代表寒气越重。

中医认为，血液的运行和生成靠阳气，寒气入侵阻碍了阳气的生成，气虚了，生血的功能就减退了，血就不能够营养面部，就会出现面色苍白的情况。

2.胃寒，经常腹痛、腹泻

寒气入侵身体，总是先堆积在皮下的经络里，也就是"腠理"之中，时间久了会转移到相应的"腑"中。例如常见的"胃寒"就是这样形成的，当这种现象产生时，用手摸胃部，可以直接感觉其温度特别低。长期胃寒会导致脾阳受损，而出现脘腹冷痛、呕吐、腹泻等症状。

3.关节痛

人体气血津液的运行全赖一身阳气的温煦推动。阴寒邪盛，阳气受损，温煦推动失职，则经脉气血为寒邪所凝而阻滞不通，不通则痛，故寒邪伤人多见关节肌肉疼痛。

4.下肢发胖

女人下肢最易受寒，寒气会阻碍经络的流通，影响组织正常代谢，日久造成下肢发胖。

5.易伤悲，总想哭

寒气太重，或在体内日久，会逐渐转移到肺脏，导致肺功能逐渐降低。肺主悲忧，肺虚的女人往往容易出现悲愁情绪，总是有想哭的感觉。

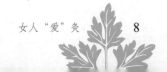

这 5 个信号表明女人体内有湿

1. 舌苔厚腻

舌头是可以敏感地反映出我们身体状况的。健康的舌淡红而润泽,舌面有一层薄薄的舌苔,干湿适中,不滑不燥。如果发现自己舌苔很厚腻,或者舌体胖大,舌头边缘有明显齿痕,就说明体内有湿。如果舌苔白厚,看起来滑而湿润,则说明体内还有寒。如果湿气较重,除了舌苔厚腻外,还会伴有面色晦暗且发黄,早晨起床时眼皮浮肿,或眼袋明显等表现。

2. 大便不成形

正常的大便是软硬适中的金黄色条形,如果大便像熟得过度的香蕉一样外形软烂、黏腻,不成形,甚至粘在马桶上不易被冲走,这就说明你的体内有湿,消化吸收功能异常。体内有湿时大便的颜色还可能发青,而且总有排不净的感觉。

3. 食欲差

如果到了该吃饭的时候,却没有饥饿的感觉,吃一点东西就感觉胃里胀胀的,在吃饭过程中还有隐隐的恶心感,说明脾胃功能较弱,导致这种问题的原因就是体内湿气过重,且这种现象更容易出现在夏季。

4. 小腿发酸、发沉

湿气重的女人起床后会感觉小腿肚发酸、发沉,还可能在短期内体重明显增加,而且有虚胖的表现,更严重的会出现下肢水肿等问题。

5. 精神状态差

湿邪困遏阳气,清阳不升,清窍失养,则女人的精神状态不佳;浊阴不降,则女人常常有胸闷的感觉,想长呼一口气才舒服,身体特别疲乏,懒得活动,有头昏脑胀之感,易困倦,记忆力减退。

艾为纯阳之品，可以为女人祛寒、温经络、除病

女人本属阴，又容易沾染寒湿，影响内在的健康和外在的美丽，所以祛寒湿是女人的必修课。而艾叶为纯阳之品，艾灸是一种温和的疗法，特别适合为女人祛寒、温经。

艾属纯阳之品，尤其适合女性

艾草主要生长在朝阳的坡面，受光照的时间长而且强烈，加之又是在每年阳气正处于上升阶段的端午节前后收采，所以艾为纯阳之品。

关于艾叶的作用，《本草纲目》中早有记载：艾以叶入药，性温、味苦，无毒，纯阳之性，通十二经，具回阳、理气血、逐湿寒、止血安胎等功效，常用于针灸。故又被称为"医草"。

女性的身体属阴，所以用艾叶纯阳的特性可以治疗女性的一些疾病。中医的妇科药"胶艾汤""艾附暖宫丸"等处方中都加入了艾叶。

艾灸时不光使用纯阳的艾叶，还有艾火产生的热力，两者结合在一起，使得灸法具有独特的温经散寒、温通气血、温煦阳气的作用，对女性来说尤为适合。

灸用艾叶越陈越好

灸用艾叶，一般越陈越好，故有"七年之病，求三年之艾"（《孟子》）的说法。《本草纲目》记载："凡用艾叶需用陈久者，治令细软，谓之熟艾。若生艾灸火则易伤人肌脉。"陈艾以颜色呈土黄色或金黄色、艾绒柔软无杂质者为上品。

陈艾叶的优点是含挥发油少，燃烧缓慢，火力温和，燃着后烟少，艾油已经完全挥发掉，不会对人体造成危害，而且渗透力好，艾灰不易脱落；而新艾则没有这些优点，新艾气味辛烈，含挥发油多，燃烧快，火力强，燃着后烟大，艾灰易脱落，容易伤及皮肤和血脉；新艾中的挥发油没有完全挥发掉，不仅不能达到治疗效果，反而可能对人体产生一定的危害。

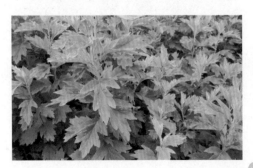

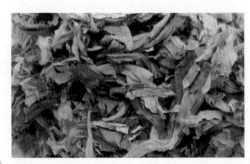

动动手，自己准备艾灸材料

在艾灸过程中，不可缺少的就是艾条和艾炷，一般药店都能买到成品，但自制艾条、艾炷也相当简单，容易操作。不管是制作艾条还是艾炷，都需要先准备艾绒。

艾绒的制作

每年农历的4~5月，采集新鲜肥厚的艾叶，在日光下反复晒干后置于石臼中或其他器械中，反复捣杵，使其细软如棉，然后筛去杂梗、灰尘，即成粗绒。如果要得到细绒，就要继续加工，重复上述步骤，经反复地捣杵、晾晒、筛检后就成了土黄色洁净细软的细绒了。

艾绒质量的优劣直接影响到施灸的效果。质量较好的艾绒无杂质、干燥、柔软、绒细，且存放时间较长，燃烧时火力温和，不易散裂，施灸的效果更佳。

劣质艾绒一般含杂质较多，潮湿生硬，燃烧时易爆裂，容易灼伤皮肤。而新制的艾绒火力较强，患者往往无法耐受。

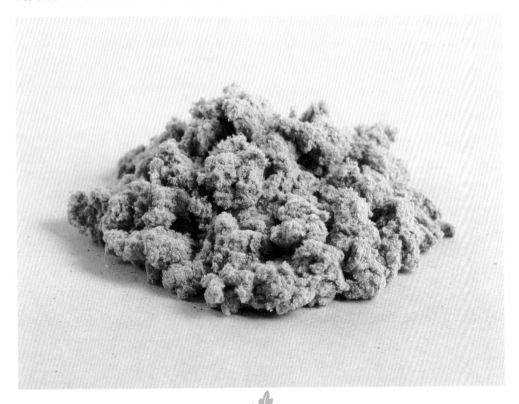

艾条的制作方法

1.先将适量艾绒用双手捏压成软硬适度利于燃烧的长条形。

2.然后将其置于质地柔软疏松,但又较坚韧的桑皮纸或纯棉纸上。

3.再将其搓卷成圆柱形状,用糨糊或胶水将纸边黏合,两端纸头压紧压实,即制成长约20厘米、直径约1.5厘米的清艾条。

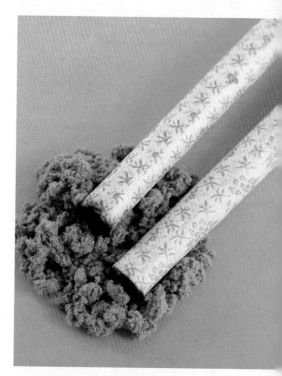

艾炷的制作方法

将适量艾绒置于平底瓷盘内,用食指、中指、拇指将其捏紧,捻成上尖下圆柱状的艾炷。

手工制作艾炷要求搓捻紧实,耐燃而不易爆。此外,有条件的可用艾炷器制作。艾炷器中铸有锥形空洞,洞下留一小孔,将艾绒放入艾炷器的空洞中,另用金属制成下端适于压入洞孔的圆棒,直插孔内紧压,即成为圆锥形小体,倒出即成艾炷。用艾炷器制作的艾炷,艾绒紧密,大小一致,更便于应用。

根据治疗的需要,艾炷的大小常分为三种规格。小炷如麦粒大,可直接放于穴位上燃烧(直接灸);中炷如半截枣核大,大炷如半截橄榄核大,常用于间接灸(隔物灸)。一般临床常用中型艾炷,炷高1厘米,炷底直径约0.8厘米,炷重约0.1克,可燃烧3~5分钟。

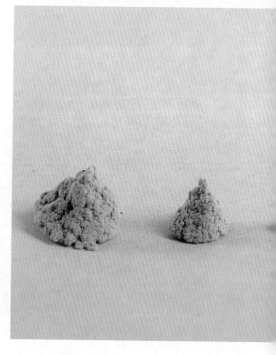

认识艾灸中的常用工具

在艾灸过程中，除了用到艾炷、艾条外，还会用到一些辅助器具，如温灸筒、艾灸盒等。

温灸筒

温灸筒的式样不一，有圆筒状的也有圆锥状的，大多底部均有数十个小孔，筒壁上也有圆孔。内有一个小筒，可以装置艾绒和药物。外筒上装置有一手柄，方便使用。装入艾绒时，先取出内筒，装入大半筒纯艾绒或掺有药物的艾绒，用手指轻按艾绒表面，不要用力按实，否则影响艾绒的燃烧。然后，将小筒放入外筒中，点燃艾绒，盖上顶盖。在穴位皮肤上覆盖几层布，把温灸筒放置在穴位皮肤上即可施灸。以局部皮肤发热发红、患者感觉舒适为度。一般可灸15~30分钟。

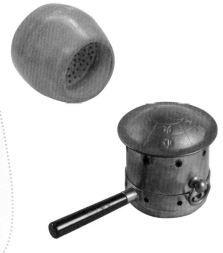

艾灸盒

艾灸盒是一种特制的盒形木制灸具，有单孔的也有多孔的。它用厚约0.5厘米的木板制成，下面不装底，上面有一个可以随时取下的盖子，在盒内装一层铁丝网，距盒底3~4厘米。艾灸盒分为大、中、小三种规格，可根据施灸部位的大小选择不同的盒子。施灸时把艾灸盒放置在穴位皮肤上，点燃艾条，置于铁纱网上，盖上盖子，对准穴位进行灸疗，一般灸15~30分钟。

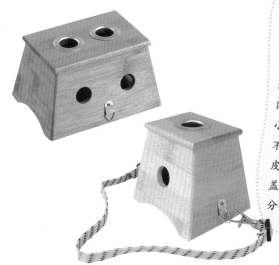

掌握常用的艾灸方法

艾灸疗法经过历代医家经验的积累，其种类和灸法有了很大的变化，常用的有艾炷灸、艾条灸、艾熏灸三种方法。女性可根据具体情况选择最适合自己的方法。

艾炷灸

艾炷灸是点燃艾炷，把艾炷直接或间接放置在穴位或患病处进行施灸的方法。分为直接灸法和间接灸法。

◆ 直接灸

直接灸就是直接把艾炷放在皮肤上烧灼的方法。直接灸又分为瘢痕灸和无瘢痕灸两种。

瘢痕灸

施灸前在穴位皮肤处涂抹一层凡士林，以粘牢艾炷。粘牢后，点燃艾炷，当艾炷燃尽时除去艾灰，更换新的艾炷。在灸的过程中，患者会感到施灸部位灼热疼痛，施灸者可轻轻拍打穴位周围的皮肤，以减轻疼痛。灸完所需壮数后，用灸疮膏药或剪一片大小合适的胶布贴在施灸部位上，化脓后，每日换1次膏药或胶布，脓水多时可每日换2次。疮面宜用盐水棉球擦净，以防感染。经1~2周，脓水渐少，最后结痂，脱落后留有瘢痕。

无瘢痕灸

施灸时，在穴位皮肤上先涂上一层凡士林，然后把艾炷放置在穴位上，使艾炷黏附在皮肤上。粘牢后，从上端点燃艾炷，当艾炷燃至接近皮肤，患者感到皮肤发烫或灼痛时，用镊子夹去艾炷，换取新的艾炷重新施灸。施灸结束时，在施灸部位皮肤可出现一块较艾炷略大的红晕，隔1~2小时后可能会出现水疱。若起水疱，不必挑破，可在2~3日内结痂脱落，不留瘢痕。

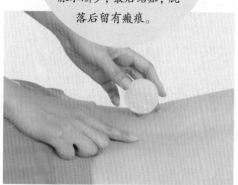

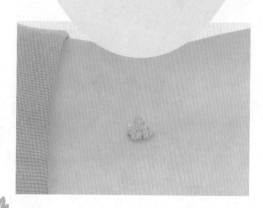

◆ 间接灸

间接灸是在艾炷和皮肤之间垫一样物品进行施灸的方法。通常用大蒜、姜片、大葱等作垫隔物，这样做既可加强通经活络的作用，又可防止艾火灼伤皮肤。间接灸的种类很多，常用的有隔姜灸、隔蒜灸、隔葱灸、隔盐灸、隔附子灸等，下面主要介绍前两种方法。

隔姜灸

选取新鲜的老姜，沿生姜纤维纵向切取，切成厚0.2~0.5厘米的姜片。姜片的大小可根据所灸部位的大小而定，在姜片上用针扎孔数个。施灸时，把姜片放在穴位皮肤上，把艾炷置于姜片之上，点燃艾炷。当患者感觉灼烧疼痛时，可提起姜片离开皮肤一会儿，以缓解疼痛，或换取新的艾炷。每次可施灸5~10壮，以局部皮肤潮红为度。

隔蒜灸

隔蒜灸是用蒜片或蒜泥作隔垫物的一种方法。取新鲜大蒜，切成厚0.1~0.3厘米的薄片，在其上扎数个小孔。或把蒜捣成蒜泥，做成厚0.2~0.4厘米的圆饼。施灸时，把蒜片或蒜泥置于穴位皮肤上，艾炷置于其上，点燃艾炷。施灸过程中可更换蒜片，不必更换蒜泥。每穴每次可灸足7壮，以皮肤泛红为度。

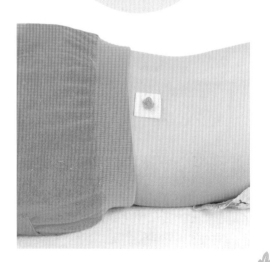

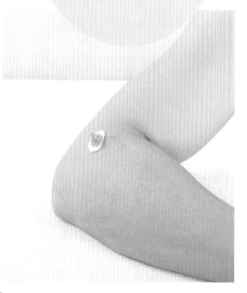

艾条灸

艾条灸是点燃艾条的一端，然后把其置于穴位或患病部位施灸的一种方法。艾条灸又分为实按灸和悬起灸。最常用的是悬起灸，悬起灸又分为温和灸、回旋灸和雀啄灸。

◆ 温和灸

将艾条燃着的一端对准皮肤，与施灸处的皮肤保持3~5厘米的距离，使患者感到局部温热而无疼痛感，每穴灸20分钟左右，以皮肤出现红晕为度。这种灸法的特点是温度较恒定和持续，对局部气血阻滞有散开的作用，主要用于病痛局部灸疗。

◆ 回旋灸

将点燃的艾条一端对准施灸部位，与施灸处皮肤保持约3厘米的距离，左右往返移动或者旋转施灸，一般灸20~30分钟。这种灸法的特点是除对局部的气血阻滞有消散作用外，还能对全身经络气血的运行起到促进作用，故对灸点远端的病痛有一定的治疗作用。

◆ 雀啄灸

将艾条的一端点燃，对准施灸部位，像鸟雀啄米似地一上一下移动，火头与皮肤应保持2~3厘米的距离。一般每穴灸5~15分钟，这种灸法的特点是温度突凉突温，对唤起穴位和经络的功能有较强的作用，因此适用于灸治远端的病痛和内脏疾病。施灸过程中要防止艾灰掉落，以免烫伤皮肤。

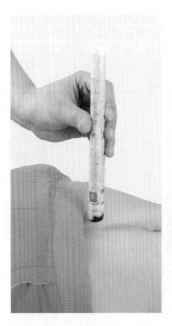
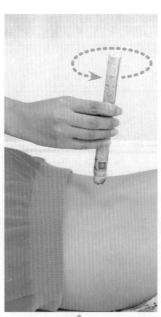
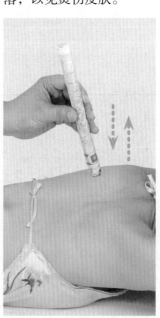

艾熏灸

艾熏灸包括烟熏灸、蒸汽灸和温灸器灸三种方法。

◆ 烟熏灸

把艾绒放在容器内燃烧，用艾烟熏灸穴位皮肤或患病处的一种方法，用于祛寒湿。

◆ 蒸汽灸

把艾叶或艾绒煮沸，用蒸汽来熏穴位或患处的一种方法，用于祛寒湿。

◆ 温灸器灸

温灸器一般有温灸筒和艾灸盒等，把艾绒或艾条置于器具中，放置在穴位上施灸。这种方法热力均衡，给患者以舒适的温热刺激，有利于气血运行。

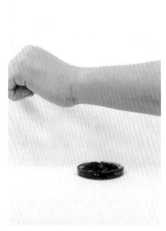
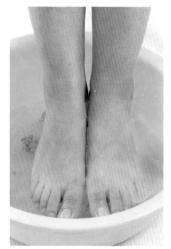
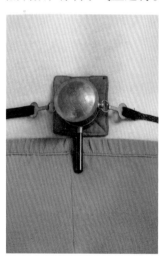

温针灸

温针灸是将艾灸与针刺结合使用的一种方法，又称针柄灸。取长度 1.5 寸以上的毫针刺入穴位，得气后留针，在留针过程中将艾绒搓团捻裹于针柄上点燃，通过针体将热力传入穴位。每次燃烧枣核大艾团 1~3 团。本法具有温通经脉、行气活血的作用。

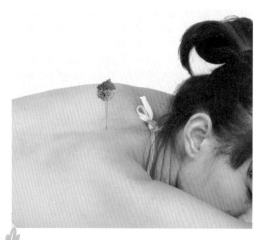

学习艾灸的操作技巧

女性在施灸过程中，要掌握好体位及艾灸的用量、顺序、时间等，只有掌握好这些操作技巧，准确施灸，才能对疾病产生良好的治疗效果。

施灸的体位和顺序

◆ 施灸的体位

女性施灸时应该选择正确的体位，这样既有利于施灸者进行操作，也便于准确取穴和安放艾炷，更能使女性感觉肢体舒适且能持久保持。

施灸常用的体位有坐位和卧位。坐位分为俯伏坐位、侧伏坐位、仰靠坐位；卧位分为仰卧位、俯卧位、侧卧位。

仰卧位

女性自然平躺于床上，上肢放于体侧，下肢自然分开，腘窝下可垫以软枕，全身放松。此体位适用于头面、胸腹、上肢内侧及下肢前面、内外侧的治疗。

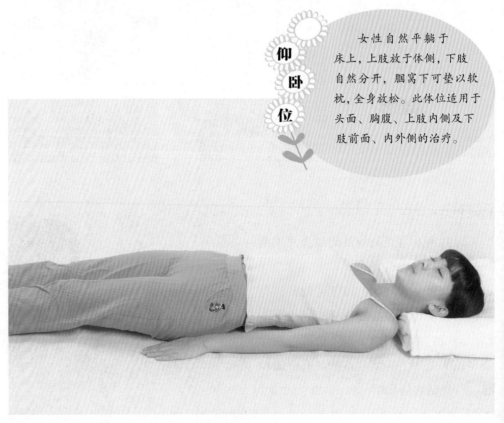

俯卧位 女性自然俯卧床上，胸前可垫软枕，踝关节也可垫软枕。适用于项背、腰、臀及双下肢后侧的治疗。

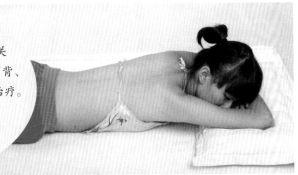

仰靠坐位 女性仰面靠坐于椅上。适用于头前部、面颊、上胸、肩臂、腿、膝、足踝等部位的治疗。

侧卧位 侧卧，上肢放在胸前，下肢微屈。用于肩、肋、髋、膝以及上下肢外侧的治疗。

俯伏坐位 坐在桌前，桌上放一软枕，患者伏在软枕上或者用双手托住前额，暴露施灸部位。此体位适用于头后部、项部、背部的穴位，有时也适用于前臂穴位。

侧伏坐位 侧坐在桌前，桌上放一软枕，患者侧伏在桌面上，露出施灸部位。此体位主要适用于头部两侧的穴位。

◆ **施灸的顺序**

施灸时除了要求有合适的体位外，还要遵循一定的顺序来施治，才能提高灸疗的效果。施灸时，一般先灸上部再灸下部，先灸头部后灸四肢，先灸背部后灸腹部，先灸阳经后灸阴经。艾炷灸时宜先小炷后大炷，壮数宜先少后多。在施灸过程中还应结合病情，不一定要拘泥于这个顺序。

灸量掌握（时间、频率、疗程等）

施灸时灸量的掌握是决定施灸效果的重要因素。灸量掌握看似简单，但必须要经过长时间的观察和经验积累，才能在艾灸过程中准确掌握，达到最好的治疗效果。

◆ 灸量的决定因素

灸量是指施灸时向体内导入的热量。这主要取决于施灸时间的长短，施灸部位的面积大小以及施灸时所达到的热度。不同的灸量会产生不同的效果。

施灸时间的长短由女性的体质、年龄、施灸部位、病情等因素来决定。若是慢性病，则疗程长灸量大；若是急性病，则疗程短灸量小。

施灸时面积的大小和所达到的热度主要由施灸时艾炷的大小、壮数、火势、艾条灸或温灸器灸的时间等决定。艾炷大、火势大、壮数多则灸量大，反之灸量小。艾条灸或温灸器灸时间长则灸量大，反之灸量小。

◆ 如何掌握灸量（以艾炷灸为例）

① 按照每次施灸用量的累积来算，施灸壮数少则 1~3 壮，多则十几壮乃至上百壮。急性病每日可灸 2~3 次，慢性病可每隔 3~5 日灸一次。保健灸每月可灸 3~4 次。每次灸的壮数要根据自身情况结合病情来把握，每次不应多于 10 壮。

② 女性身体比较娇弱，艾灸时适宜用小炷，壮数要少，以温经通络、驱散外邪。

③ 肌肉丰厚的部位，如腰背部、臀部、腹部等宜用大炷，壮数宜多。头面部、四肢末端、多筋骨的地方宜用小炷，壮数宜少。若直接接触皮肤施灸，以小炷为宜，每次灸 3~5 穴，每穴灸 5~7 壮。

④ 使用不同的灸法，所需灸量也不同，若用艾条灸，则温和灸每日 10~15 分钟，回旋灸每日 20~30 分钟，雀啄灸每日 5~15 分钟。温灸器灸相对时间较长，但也应少于 30 分钟，根据自身病情和灸时的感受而定。

灸量的使用是很讲究的，施灸者要不断地摸索和研究，要在艾灸过程中灵活掌握用量，不能生搬硬套规则，要根据病情的性质、轻重，体质的强弱，年龄的大小，施灸部位的不同综合考虑，用量不能太多也不能不足。

了解艾灸的适应证和不宜艾灸的情形

艾灸具有祛湿散寒、调节阴阳的作用，极其适合女性。需要注意的是，虽然艾灸适用范围广泛，但也有一些禁灸的穴位和使用时的禁忌。

艾灸的适应证

艾灸不仅适用于治疗体表的病症，也适用于治疗脏腑的病症；不仅可以治疗各种虚寒证，也可治疗某些实热证；既可治疗慢性病，也可治疗急性病。根据其不同的功效可治疗不同的疾病。其应用范围非常广泛，如感冒、腹泻、关节炎、颈椎病、痛经、皮肤病等症。只要方法使用得当，均能达到良好的治疗效果。

不宜艾灸的穴位

现代中医认为，艾灸真正的禁灸穴只有1个，即睛明穴。

不宜艾灸的情形

人体上的一些部位是不能用艾灸来治疗的，有下列情形的女性也不能艾灸，因为在施灸的过程中要消耗人体的精血，还有可能烫伤皮肤，所以要严格掌握禁忌的情况。

① 不宜在过饥、过饱、酒醉、大恐、大怒、大渴时施灸，月经期亦不宜施灸。

② 五心烦热、面红耳赤以及邪热内炽的女性不宜施灸。

③ 暴露在外面的部位，如脸部、四肢等不要直接施灸，以免遗留瘢痕，影响美观。皮肤较薄、肌肉少的部位，以及孕期妇女的腰骶部、下腹部不能施灸，乳头、阴部等也不能施灸。

④ 心脏部位、大血管处不要灸，关节部位不要直接灸。

⑤ 某些传染病、高热、昏迷、惊厥（抽风）期间，或身体极度衰竭、形销骨立者不要施灸。

⑥ 精神病患者禁止施灸。

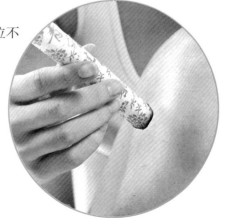

熟知施灸的注意事项

施灸时要专心致志,耐心坚持。不要在施灸时分散注意力,以免艾条移动没有灸在穴位上,或艾灰落在皮肤上灼伤皮肤。

找准穴位,保持舒适的体位。根据要求找准要灸的穴位,以保证艾灸的效果。选择舒适的体位,否则就会无法持久保持。

要注意防火。在施完艾条灸后,一定要将火熄灭,避免发生火灾。当艾灰积压过多时,则应把艾灰除掉,继续施灸,避免因艾灰掉落而灼伤皮肤或衣物。

要注意保暖和防暑。女性冬季施灸时注意保暖,防止受凉感冒。而在夏季,天气炎热加上艾灸的热度容易引发中暑,所以要注意调节室内的温度。

不要在饥饿时或饭后立即施灸。

要防止晕灸。在施灸过程中一旦出现头晕、眼花、恶心等身体不适的现象时不要惊慌失措,应立即停止施灸,躺下,保持安静,再温和灸足三里10分钟左右。

要防止感染。如施灸不当,可能会使局部烫伤,产生灸疮。注意一定不要把灸疮挑破,要让它自行吸收。若已经溃破,可涂抹消炎药。

注意调节施灸的温度。在施灸过程中要注意感知施灸部位的温度,防止温度过高烫伤皮肤。

掌握施灸的顺序。如果灸的穴位较多,应遵循一定的顺序来施灸。如先背部后胸腹,先头部后四肢。

要遵循循序渐进的原则。初次使用灸疗要小剂量、时间宜短,慢慢加大剂量,延长时间。否则患者会无法耐受。

施灸后要注意调养。要保持情绪乐观、心情愉快。避免重体力劳动,宜食用清淡而有营养的食品。

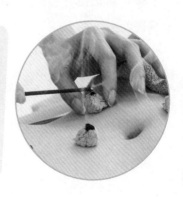

灸后的护理与调养须知

因为人体耐受能力的差异和施治方法的不同或不当，每个人会产生不同的灸后反应，有人会出现红色的灸痕和灼热感，但无灸瘢，有人会出现水疱。前者无须处理即可自行恢复，后者则需要对疮面进行护理，并且还要注意后期的调养。

灸后水疱的处理

若用直接灸施治时会在皮肤上留下水疱，水疱小时不要挑破，1周左右即可自行吸收。若水疱较大，可先用消毒针挑破，排出疱内的液体，再涂上甲紫药水或消炎膏等，然后再用消毒纱布包扎。要定期消毒和更换纱布，以防止感染。

若产生灸疮，有流脓现象时，要用消毒水、酒精或生理盐水清洗，清洗后涂上消炎膏或玉红膏。要每天坚持清洗和涂药，直至灸疮愈合。

灸后的调养

施灸时身体会消耗元气来疏通经络，调补身体功能，所以灸后要注意保护机体正气，要从饮食、起居等多方面加以调理。注意劳逸结合，不可使身体过度疲劳，娱乐时间也不宜过长，要保持平静的情绪。每天要保证充足的睡眠，因为睡眠是恢复生命活力的最佳途径。

饮食上要禁止食用生冷和不易消化的食物。饭菜宜清淡，应以素食为主，多吃水果蔬菜，补充身体所需营养物质。施灸产生灸疮时要适量食用有助于透发的食物，如豆类、蘑菇、笋、鲤鱼等。当灸疮开始愈合后，要减少透发食物的摄入，应以清淡饮食为主，忌食辛辣刺激性食物，避免重体力劳动。当灸疮感染时要在医生的指导下使用抗生素药物并且涂抹消炎药膏，以促进疮面愈合。

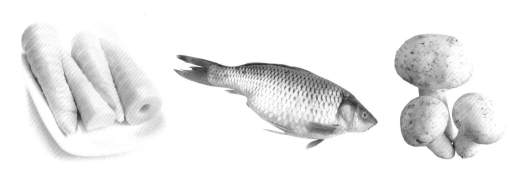

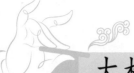

大椎穴

解表散寒，让女人由内而暖

"大"，巨大；"椎"，椎骨。此穴在第 7 颈椎棘突下，因其椎骨最大，故名大椎。为手足三阳、督脉之会。

【定位】

在脊柱区，第 7 颈椎棘突下凹陷中，后正中线上。

【快速取穴】

正坐低头，该穴位于后颈部下端，第 7 颈椎棘突下凹陷处。若棘突突起不太明显，可活动颈部，不动的骨节为第 1 胸椎，其上 1 个椎骨即为第 7 颈椎。

大椎

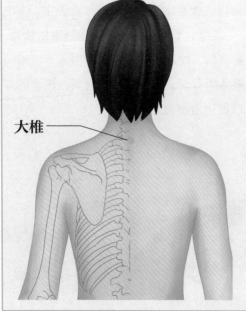

【灸法】

艾炷直接灸 3~7 壮，或艾条温和灸 5~10 分钟。

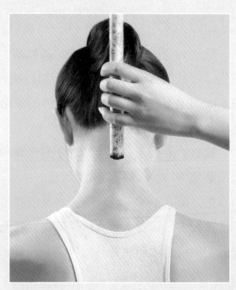

【功效】

大椎穴为督脉与手足三阴经之会，是女性调节全身机能的重要穴位之一，具有解表清热、疏风散寒的功效。另外，此穴对治疗女性湿疹、脱发，改善体质等也有不错的疗效。

阴陵泉穴 健脾除湿，女人的特效大穴

"阴"，阴阳之阴；"陵"，山陵；"泉"，水泉。该穴在胫骨内侧髁下缘凹陷中，如山陵之水泉，故名。

【定位】

在小腿内侧，胫骨内侧髁下缘与胫骨内侧缘之间的凹陷中。

【快速取穴】

侧坐屈膝，在膝部内侧胫骨内侧髁后下方约胫骨粗隆下缘齐平处，按压有酸胀感即是。或者用拇指沿小腿内侧骨内缘由下往上推，至拇指到膝关节下时，在胫骨向内上弯曲处可触及一凹陷处，按压有酸胀感即为阴陵泉穴。

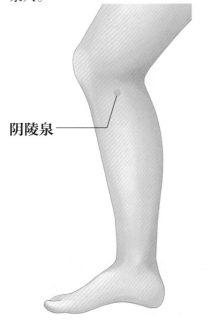

阴陵泉

【灸法】

艾炷灸 3~5 壮，或艾条温和灸 5~10 分钟。

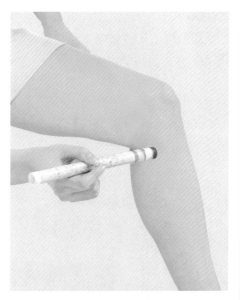

【功效】

阴陵泉穴有健脾除湿、理气、通经活络的功效，可改善足部、腰部、生殖系统、泌尿系统疾病，缓解小便困难、腹胀膝痛等症。此外，阴陵泉还可改善女性的白带、月经失调等疾病，以及更年期综合征、尿路感染、食欲缺乏、手脚冰冷等症，是女人的特效大穴。

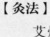

关元穴 培本固原，做元气十足的女人

"关"，关藏；"元"，元气。该穴在人身元阴元阳关藏之处，故名。

【定位】

在下腹部，脐中下3寸，前正中线上。

【快速取穴】

仰卧位，从肚脐向下量四横指宽（3寸）处，即为关元穴。

【灸法】

艾炷灸3~7壮，或艾条温和灸10~15分钟。

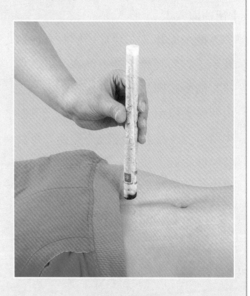

关元

3寸

【功效】

关元穴培元固本，补益下焦，多用于调理和改善生殖及泌尿系统疾病。对于改善女性的尿频、月经失调、痛经、功能性子宫出血、子宫脱垂、失眠等症状疗效显著。

气海穴 温阳益气，让女人不再虚弱

"气"，元气；"海"，海洋。气海穴为先天元气汇聚之处，可主一切气疾。

【定位】

在下腹部，脐中下 1.5 寸，前正中线上。气海穴位于下腹部，肚脐下约 2 横指宽（食指、中指并拢）处。

【快速取穴】

气海穴位于下腹部，肚脐下约 2 横指宽（食指、中指并拢）处。

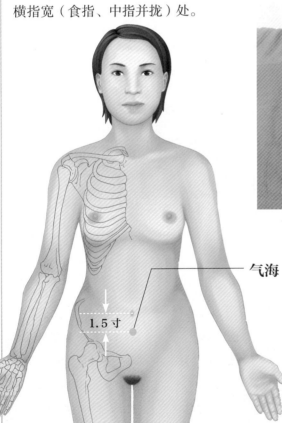

气海

1.5寸

【灸法】

艾炷灸 3~7 壮，或艾条温和灸 10~15 分钟。

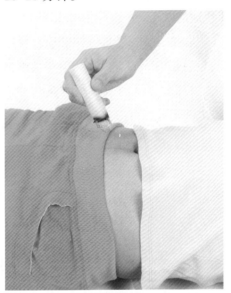

【功效】

气海穴补气益肾，主要用于调理和改善妇科及泌尿系统方面的疾病，如月经失调、经痛、不孕症、腹闷、腹胀、尿频等。此外，对于神经衰弱引起的精神紧张、躁郁症也有一定的疗效。注意孕妇慎用此穴。

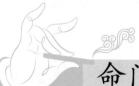

命门穴 镇静止痉，体力满满的女人活力足

"命"，生命；"门"，门户。肾为生命之源，此穴在两肾俞之间，为元气之根本，生命之门户。

【定位】

在脊柱区，第2腰椎棘突下凹陷中，后正中线上。

【快速取穴】

取坐位，在腰部，两髂前上棘连线与后正中线的交点处为第4腰椎棘突，再向上数2个椎体，在其棘突下缘之凹陷处即命门穴，与肚脐相对。

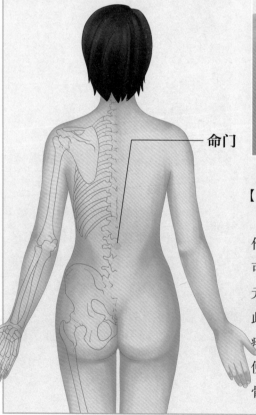

—— 命门

【灸法】

艾炷直接灸或隔姜灸3~7壮，或艾条温和灸5~10分钟。

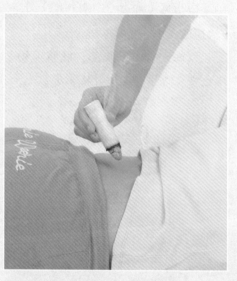

【功效】

命门穴有增强体力、恢复元气的作用，当女人体质虚弱或精力衰退时，可刺激本穴。尤其与肾俞、三焦俞、关元合用时，可以迅速恢复虚弱的体力。此外，本穴还可以用于改善下肢酸麻疼痛、头痛、白带异常、神经衰弱、小便失禁等症状，促进血液循环，缓解坐骨神经痛、腰痛扭伤等。

神阙穴 健脾理肠，助女人远离腹部不适

"神"，神气；"阙"，宫门，是古代天子居住地的统称。指神气通行之门户。古人认为胎儿赖此处从母体获得营养而得到发育。心脏主血且藏元神，而该穴为元神之阙门，故名。

【定位】

在腹中部，脐中央。

【快速取穴】

肚脐中央即是。

【灸法】

艾炷灸3~7壮，或艾条温和灸5~15分钟。

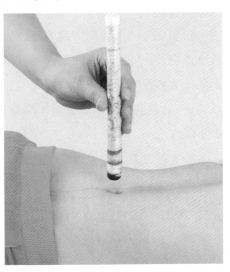

【功效】

神阙穴位于腹之中部，下焦之枢纽，又邻近胃与大小肠，所以该穴能健脾胃、理肠止泻。经常刺激该穴可以起到缓解腹部疼痛的作用。当女性腹痛、腹泻时，可以用手掌轻轻按摩神阙穴，或者先以热毛巾覆盖，再予以按摩。

神阙

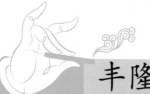

丰隆穴　和胃降逆，排除烦闷一身轻

"丰"，丰满；"隆"，隆盛。该穴在趾长伸肌与腓骨短肌之间，此处肌肉丰满而隆起，故名。

【定位】

在小腿外侧，外踝尖上8寸，胫骨前肌的外缘（犊鼻与解溪连线的中点，条口外侧一横指处）。

【快速取穴】

正坐屈膝，下肢用力蹬直时，膝盖下面内外边均可见一凹陷，外侧的凹陷处为犊鼻穴。犊鼻穴与外踝尖连线的中点，在腓骨略前方肌肉丰满处，即丰隆穴。

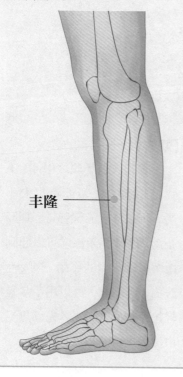

丰隆

【灸法】

艾炷灸或温针灸5~7壮，或艾条灸5~10分钟。

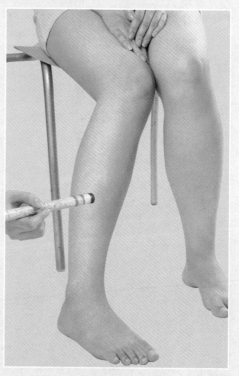

【功效】

丰隆穴健脾化痰，和胃降逆。经常按揉本穴，可以有效改善痰多、咽痛、气喘、咳嗽、胸闷、头晕、头痛、心烦、下肢疼痛、便秘等症状，对缓解胃部不适效果也不错。

百会穴 提神醒脑，神清气爽的女人心情好

"百"指数量众多，"会"指汇聚的意思。由于身体中许多经脉都汇集于此，因此称为"百会"穴。

【定位】

在头部，前发际正中直上5寸（在前、后发际正中连线的中点向前1寸凹陷中。或折耳，两耳尖向上连线的中点）。

【快速取穴】

取正坐或仰卧位，在头部，两耳尖连线中点与眉间的中心线交汇处的凹陷处，用指尖按压此穴位有疼痛感。

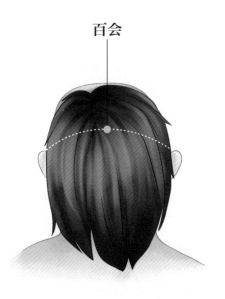

百会

【灸法】

艾炷直接灸或隔姜灸3~7壮，或艾条温和灸5~10分钟。

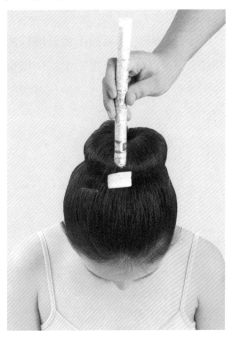

【功效】

百会穴的应用范围很广，能缓解和改善多种症状，对于精神因素所引起的身体不适也能加以缓解。另外，还可以使女性头脑清醒，具有提神作用，对眼睛疲劳、鼻塞、头痛、耳鸣、肩膀酸痛等有不错的疗效。

足三里穴 延缓衰老，女人都爱的健康穴

"足"，下肢；"三"，数词；"里"，古代有以里为寸之说，该穴在下肢，位于膝下3寸，故名。

【定位】

位于小腿前外侧，在犊鼻下3寸，距胫骨前缘一横指。

【快速取穴】

坐位屈膝，用同侧手张开虎口圈住髌骨外上缘，余4指向下，中指指尖所指处即为足三里穴，按压有酸胀感。

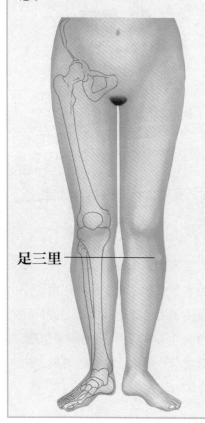

足三里

【灸法】

艾炷灸3~5壮，或艾条温和灸5~10分钟。

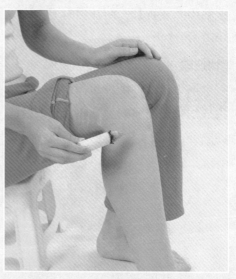

【功效】

足三里对各种慢性疾病都有效，被誉为"无病长寿的健康穴"。足三里穴对消化系统疾病、足膝腰部疾病都有效，可改善小腿酸痛、胃病、呕吐、缺乏食欲、腹胀腹泻、失眠、高血压、胸闷及胃病、糖尿病引起的体质虚弱，还能促进血液循环，延缓女性衰老。此外，足三里对调理和缓解抑郁症、神经衰弱也有一定的作用。

涌泉穴 增强正气，清热开郁效果好

"涌"，涌出；"泉"，水泉。本穴位于足底，是人体最低处，可视为"地"，肾经的脉气经由"地"里发出，犹如地底冒出涌泉，故名。

【定位】

在足底，屈足卷趾时足心最凹陷中。

【快速取穴】

卷足，在足底掌心前面正中凹陷处的前方，约略可见脚底肌肉组成的"人"字纹路，涌泉穴就位于"人"字纹交叉部分。身体不适时，按压此穴会有疼痛感。

涌泉

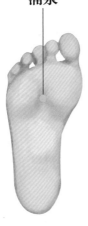

【灸法】

艾条灸15分钟或艾炷隔药灸3~5壮，每日1次，至涌泉穴有热感上行为度。

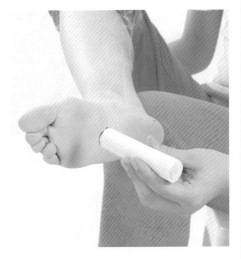

【功效】

涌泉穴具有增强体力、改善体质的作用，还有益肾、清热开郁的功效，可改善女性身体疲倦、腰部酸胀、月经失调等病症，还可缓解反胃、呕吐、头痛、烦躁、心悸、失眠等症。艾灸涌泉穴能加速血液循环，改善下肢发冷等问题。经常艾灸涌泉穴可改善虚寒证及妇科疾病症状，还可起到降低血压的作用。

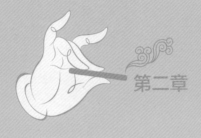

第二章

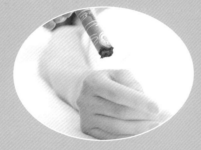

"艾"到病除，赶走女人那些小烦恼

女人以血为用，寒则血凝，气血凝滞不畅，
各种妇科问题就会接踵而至。经常艾灸，用艾
的温暖赶走虚寒，女人才能像花一样盛开。

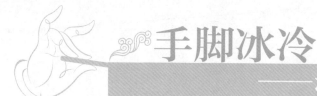

手脚冰冷
——温补元阳行气血

女性属阴，本身就存在阳气不足、体质虚寒的问题，加之现代的女性很多都缺乏运动，所以很容易出现经络不通的现象，身体"瘀堵"了，手脚冰冷也就随之而来了。艾灸能够温补元气，通经活络，对女性的寒性体质非常有效。

特效穴位： 涌泉穴、命门穴

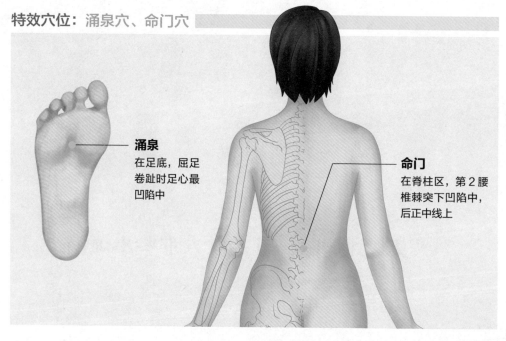

涌泉
在足底，屈足卷趾时足心最凹陷中

命门
在脊柱区，第2腰椎棘突下凹陷中，后正中线上

方法一： 温和灸涌泉穴

【快速取穴】

在足底前面正中凹陷处的前方，可见脚底肌肉组成的"人"字纹路，涌泉穴就位于"人"字纹交叉部分。身体不适时，按压此穴会有疼痛感。

【艾灸方法】

艾条温和灸涌泉穴15~20分钟，以局部温热潮红为度。两侧穴位轮流进行，每日1次。

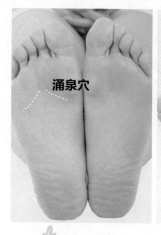

涌泉穴

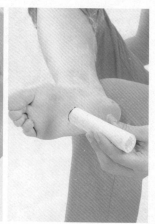

女人"爱"灸   36

方法二：温和灸命门穴

【快速取穴】

俯卧位，在腰部，两髂前上棘连线与后正中线的交点处为第4腰椎棘突，再向上数2个椎体（第2腰椎），在其棘突下缘凹陷处即命门穴，与肚脐相对。

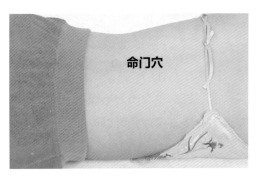

命门穴

【艾灸方法】

用艾条温和灸命门穴15分钟，每天1次。

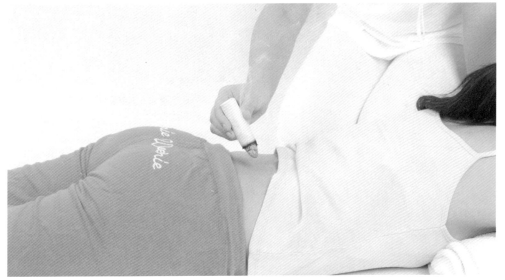

增效小妙方

党参红枣茶

原料： 党参30克，红枣10枚。

做法： 党参和红枣加适量水，煎煮取汁。

用法： 代茶饮，每日1剂。

功效： 适用于脾气虚、少气懒言、形寒肢冷等。

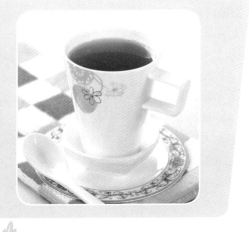

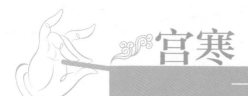

宫寒
——暖宫祛寒补肾益气

宫寒对女性的伤害很大，严重的宫寒可造成不孕，或妊娠后胎儿发育迟缓等症状。宫寒的主要表现为小腹冷痛、痛经，得温减轻，得寒加重，白带多，月经失调等。艾灸特效穴位，可以起到温宫、调理冲任的作用。

特效穴位： 关元穴、气海穴、归来穴

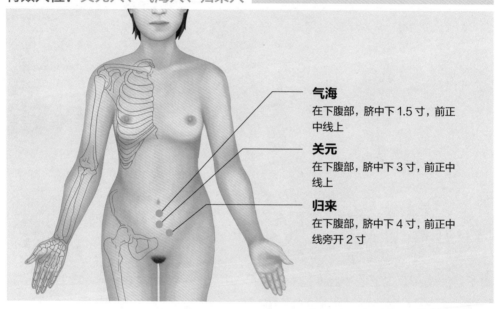

气海
在下腹部，脐中下1.5寸，前正中线上

关元
在下腹部，脐中下3寸，前正中线上

归来
在下腹部，脐中下4寸，前正中线旁开2寸

方法： 回旋灸各特效穴位

【快速取穴】

从肚脐向下量4横指宽（除拇指外）处，即为关元穴。

从肚脐向下量约2横指宽（食指、中指并拢）处，即为气海穴。

将耻骨联合和肚脐连线五等分，其上4/5与下1/5交界处，再向左右各取3横指宽（食指、中指、无名指并拢）处，即归来穴。

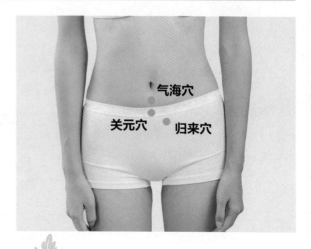

【艾灸方法】

用艾条分别回旋灸关元穴、气海穴、归来穴 10~15 分钟，以感觉温热适中为宜，每天 1 次。

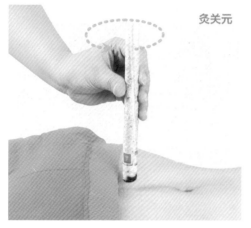
灸关元

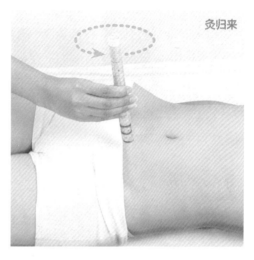
灸归来

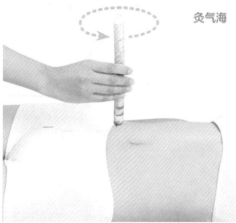
灸气海

增效小妙方

按揉关元穴也可起到补肾益气、暖宫驱寒的作用。方法是：右手在上，左手在下，将两个手掌叠放在小腹上，沿顺时针方向按摩腹部，每次按摩 100 圈，以小腹有温热感为度。

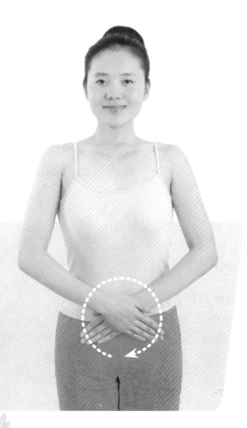

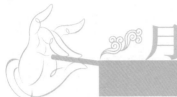

月经不调
——调和气血益肝肾

许多女性都有月经不调的症状，月经不调多由先天不足、房劳多产、情志不畅及感受寒、热之邪所致。育龄妇女在每个年龄段都有可能患上月经不调，若不进行积极的治疗与调养，可进一步发展为不孕、闭经等，所以女性如果有月经不调的症状，一定要积极调养。

特效穴位： 曲池穴、隐白穴、血海穴

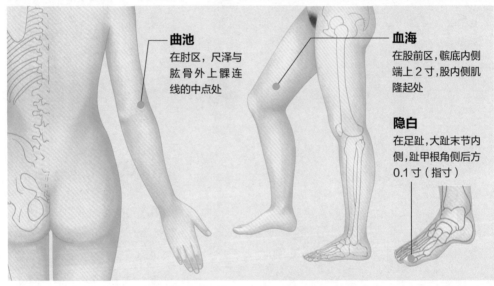

曲池
在肘区，尺泽与肱骨外上髁连线的中点处

血海
在股前区，髌底内侧端上 2 寸，股内侧肌隆起处

隐白
在足趾，大趾末节内侧，趾甲根角侧后方 0.1 寸（指寸）

方法一： 隔姜灸曲池穴

【快速取穴】

屈肘 90°，肘横纹外侧端外凹陷中即是曲池穴，按压有酸胀感。

【艾灸方法】

用艾炷隔姜灸曲池穴，每次 15~20 分钟（或 3~5 壮），每天 1 次。

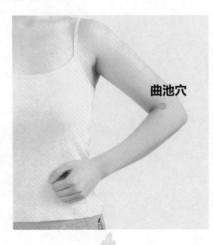

曲池穴

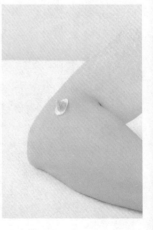

方法二： 温和灸隐白穴

【快速取穴】

正坐，足着地，隐白穴在足趾趾甲内侧缘线与基底部线之交点处。

【艾灸方法】

艾条温和灸隐白穴 10~15 分钟，每天 1 次。

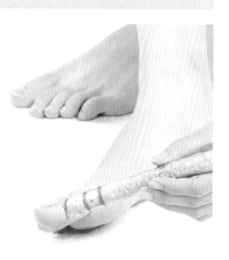

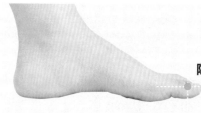

隐白穴

方法三： 温和灸血海穴

【快速取穴】

侧坐屈膝，医者用左手掌心对准患者右髌骨中央，手掌伏于膝盖上，拇指与其他 4 指约呈 45°，拇指尖所指处即血海穴。

【艾灸方法】

用艾条温和灸血海穴 10~15 分钟，每天 1 次，两侧穴位交替灸。

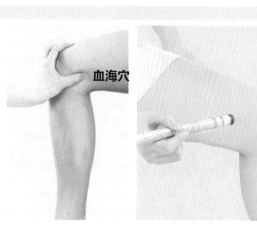

血海穴

增效小妙方

生姜羊肉汤

原料： 羊肉 500 克，生姜 20 克，盐适量。

做法： 生姜切片。羊肉切块，余去血水，洗净。羊肉与生姜同放砂锅中，加适量水，大火煮沸，撇去血沫，改小火炖煮至肉熟烂，加盐调味。

用法： 分次食用，饮汤食肉。

功效： 适用于血寒所致的月经不调，症见月经推迟、量少色紫暗、小腹冷痛、畏寒肢冷、舌淡苔白。

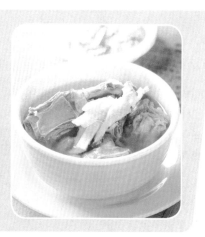

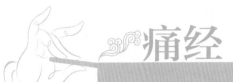

痛经
——活血化瘀祛寒湿

绝大多数女性对痛经都不陌生。痛经是指在行经前后或行经期间，小腹部出现剧烈的疼痛。严重的痛经不仅影响情绪、生活状态，还会给女性的日常生活造成严重的影响。中医将痛经分为血瘀痛经和体虚痛经两种。

血瘀痛经

寒凝血瘀所致的痛经，腹痛拒按，经色紫而夹有血块，下血块后痛即缓解；胀甚于痛，或胀连胸胁，胸闷泛恶。酌量用灸可调经暖宫，祛瘀止痛。

特效穴位： 中极穴、地机穴、三阴交穴

地机
在小腿内侧，阴陵泉下3寸，胫骨内侧缘后际

中极
在下腹部，脐中下4寸，前正中线上

三阴交
在小腿内侧，内踝尖上3寸，胫骨内侧缘后际

方法一： 隔姜灸中极穴

【快速取穴】

将耻骨联合和肚脐的连线五等分，由下向上1/5处即中极穴。

【艾灸方法】

艾炷隔姜灸中极穴3~5壮，每天1次。

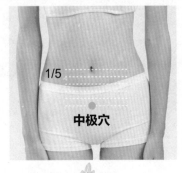

1/5

中极穴

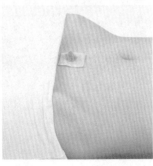

方法二：回旋灸三阴交穴、地机穴

【快速取穴】

侧坐垂足，手4指并拢，小指下边缘紧靠内踝尖上，食指上缘所在的水平线与胫骨后缘的交点处即为三阴交穴。

先取阴陵泉穴，侧坐屈膝，用拇指沿小腿内侧骨内缘由下往上推，至膝关节下时，在胫骨向内上弯曲处可触及一凹陷处即为阴陵泉穴。在阴陵泉穴下4横指（3寸）处，即地机穴。

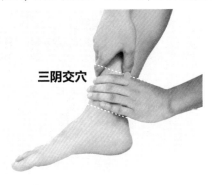
三阴交穴

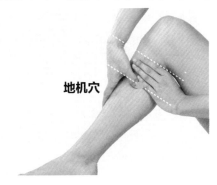
地机穴

【艾灸方法】

艾条回旋灸地机穴、三阴交穴各15~20分钟，每天1次，两侧穴位皆要灸。

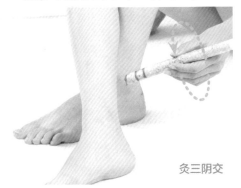
灸三阴交

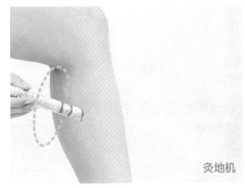
灸地机

增效疗法

艾姜汤

原料： 艾叶9克，生姜2片，红糖适量。

做法： 将艾叶、生姜加适量水，小火煎煮片刻，去渣取汁，加红糖适量即成。

用法： 温服。经前及经期每天2剂，连服3~5天。

功效： 适用于寒湿凝滞型痛经。

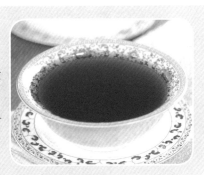

体虚痛经

肝肾亏损导致的体虚痛经，腹痛多在月经净后，痛势绵绵不休；小腹柔软喜按，经量减少；常伴有腰酸肢倦、食少、头晕、心悸等症状。通过艾灸特定穴位可滋补肝肾，补虚止痛。

特效穴位： 命门穴、肾俞穴、关元穴、足三里穴、大赫穴

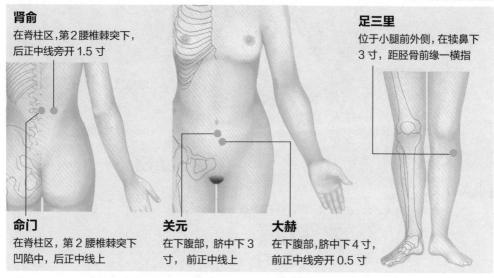

肾俞
在脊柱区，第2腰椎棘突下，后正中线旁开1.5寸

足三里
位于小腿前外侧，在犊鼻下3寸，距胫骨前缘一横指

命门
在脊柱区，第2腰椎棘突下凹陷中，后正中线上

关元
在下腹部，脐中下3寸，前正中线上

大赫
在下腹部，脐中下4寸，前正中线旁开0.5寸

方法一： 回旋灸命门穴、肾俞穴

【快速取穴】

在腰部，两髂前上棘连线与后正中线的交点处为第4腰椎，再向上数2个椎体（第2腰椎），在其棘突下缘之凹陷处即命门穴，与肚脐相对。

命门穴左右2横指宽（1.5寸）处即肾俞穴。

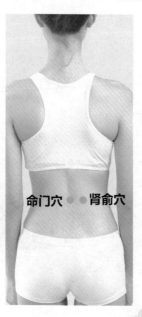

命门穴　　肾俞穴

【艾灸方法】

艾条回旋灸命门穴、两侧肾俞穴各15~20分钟，每天1次。

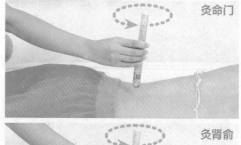

灸命门

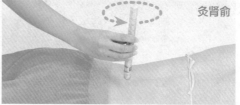

灸肾俞

方法二：回旋灸关元穴、大赫穴

【快速取穴】

从肚脐向下量4横指宽（3寸）处即为关元穴。

在腹白线与耻骨联合上缘水平线的交点处，旁开0.5寸（半横指），再向上量1横指（拇指）处即大赫穴。

【艾灸方法】

艾条回旋灸关元穴、两侧大赫穴各10~15分钟，每天1次。

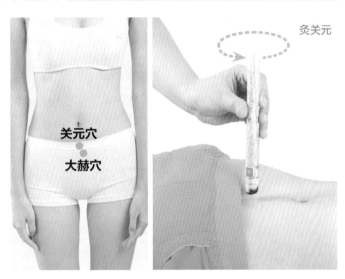

灸关元

关元穴

大赫穴

方法三：回旋灸足三里穴

【快速取穴】

用同侧手张开虎口围住髌骨外上缘，余4指向下，中指指尖所指处即为足三里穴，按压有酸胀感。

【艾灸方法】

艾条回旋灸足三里穴，每侧每次灸15~20分钟，每天1次。

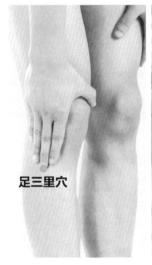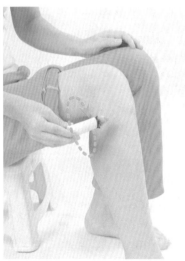

足三里穴

中医小提示

痛经的女性平时尤其经前及经期宜少吃寒凉、生冷及刺激性的食物。体虚痛经的女性宜多食滋补性食物，如羊肉、牛肉、鸡肉、桂圆、核桃、木耳、山楂等。

平时保持情绪舒畅，以免血行不畅，引起痛经。痛经发作时，应卧床休息，下腹部置热水袋，以温暖盆腔，促进血液流通。

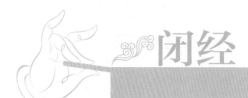

闭经

——活血化瘀培元气

女性到了 50 岁，闭经属于正常范畴，但是有一些女性，没有到正常闭经的年龄就已经闭经了，这是很糟糕的。疾病、情绪不正常和减肥过度都会引起女性非正常闭经。

特效穴位： 三阴交穴、关元穴、足三里穴、血海穴、脾俞穴、中极穴

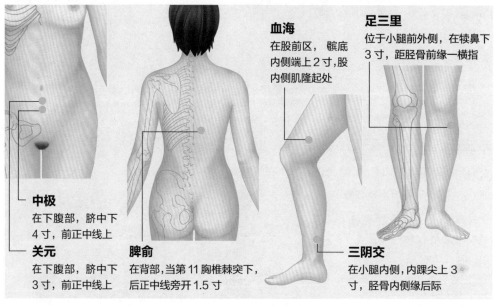

血海
在股前区，髌底内侧端上 2 寸,股内侧肌隆起处

足三里
位于小腿前外侧，在犊鼻下 3 寸，距胫骨前缘一横指

中极
在下腹部，脐中下 4 寸，前正中线上

关元
在下腹部，脐中下 3 寸，前正中线上

脾俞
在背部,当第 11 胸椎棘突下，后正中线旁开 1.5 寸

三阴交
在小腿内侧，内踝尖上 3 寸，胫骨内侧缘后际

方法一： 温和灸关元穴、中极穴

【快速取穴】

从肚脐向下量 4 横指宽（食指、中指、无名指、小指并拢）处即为关元穴。关元穴下 1 寸即为中极穴。

【艾灸方法】

艾条温和灸关元穴、中极穴各 10~15 分钟或艾炷隔姜灸 5~7 壮，每天 1 次。

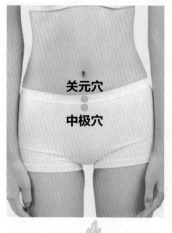

关元穴

中极穴

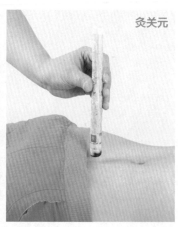

灸关元

方法二：温和灸三阴交穴、血海穴、足三里穴

【快速取穴】

侧坐垂足，手除拇指外的 4 指并拢，小指下边缘紧靠内踝尖上，食指上缘所在的水平线与胫骨后缘的交点处即为三阴交穴。

侧坐屈膝，施灸者用左手掌心对准患者右髌骨中央，手掌覆于膝盖上，拇指与其他 4 指约呈 45°，拇指尖所指处即血海穴。

用同侧手张开虎口围住髌骨外上缘，余 4 指向下，中指指尖所指处即为足三里穴，按压有酸胀感。

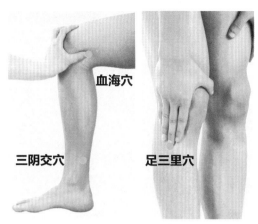

【艾灸方法】

艾条温和灸三阴交穴、血海穴、足三里穴各5~10分钟，每天 1 次，两侧穴位皆要灸。

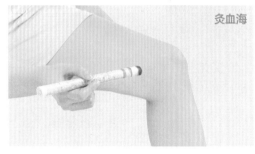

方法三：回旋灸脾俞穴

【快速取穴】

两肩胛骨下缘连线中点为第 7 胸椎，往下再数 4 个椎体即为第 11 胸椎，在其棘突下，向两侧分别旁开 1.5 寸（2 横指）即是脾俞穴。

【艾灸方法】

用艾条回旋灸两侧脾俞穴各 10~15 分钟，每天 1 次。

中医小提示

闭经的女性尤其要避免食用生冷酸涩之物。生冷食物包括各种冷饮、各种凉菜、寒性水果、寒性水产品等，均可导致血管收缩，血行凝滞，使经血闭而不行，从而发生闭经。

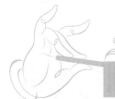

经期头痛
——补养气血调情志

女性每逢经期，或行经前后，出现以头痛为主症者，称为经期头痛。经期头痛会让女性注意力不集中，而且有可能是一些疾病的征兆。

特效穴位： 合谷穴、太冲穴、三阴交穴、风池穴

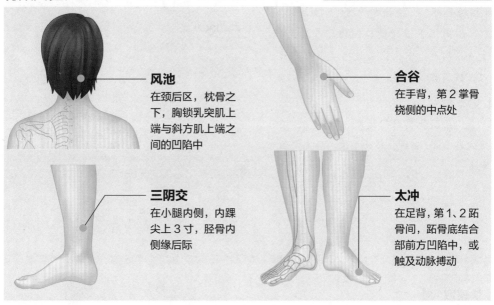

风池
在颈后区，枕骨之下，胸锁乳突肌上端与斜方肌上端之间的凹陷中

合谷
在手背，第2掌骨桡侧的中点处

三阴交
在小腿内侧，内踝尖上3寸，胫骨内侧缘后际

太冲
在足背，第1、2跖骨间，跖骨底结合部前方凹陷中，或触及动脉搏动

方法一： 温和灸合谷穴

【快速取穴】

以一手的拇指指间关节横纹放置在另一手拇指、食指之间的指蹼缘上，拇指尖下即合谷穴。

【艾灸方法】

艾条温和灸合谷穴10~20分钟，每天1次。

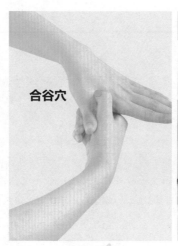

合谷穴

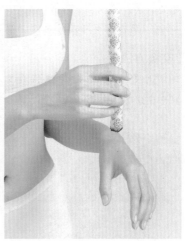

方法二：温和灸太冲穴

【快速取穴】

从第 1、2 跖骨间，向后推移至底部的凹陷中即太冲穴。

【艾灸方法】

艾条温和灸太冲穴 10~20 分钟，每天 1 次。

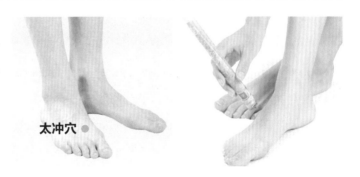

太冲穴

方法三：温和灸三阴交穴

【快速取穴】

侧坐垂足，手 4 指并拢，小指下边缘紧靠内踝尖上，食指上缘所在的水平线与胫骨后缘的交点处即为三阴交穴。

【艾灸方法】

艾条温和灸三阴交穴 15~20 分钟，每天 1 次，两侧穴位皆要灸。

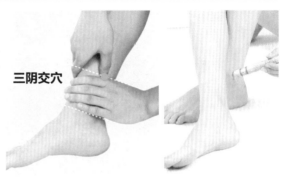

三阴交穴

方法四：温和灸风池穴

【快速取穴】

在后发际上 1 寸水平，从耳后向后正中线摸，摸过一条明显的肌肉，该肌肉与另一肌肉之间的凹陷处即为风池穴。

【艾灸方法】

艾条温和灸风池穴 5~10 分钟，每天 1 次。

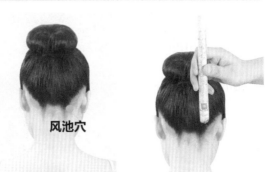

风池穴

增效小妙方

五指分开，自前向后像梳头一样推按头皮。再以手指无规律地叩击头部。以上动作各做 100 下，每天早晚各 1 次。

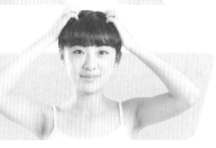

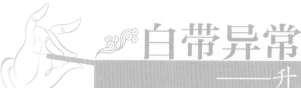

白带异常
——升阳祛湿调益肾气

白带是女人健康的"晴雨表"，白带形态、颜色等异常时，往往预示着有妇科疾病的存在，常见的有阴道炎、子宫颈炎、子宫体炎、盆腔炎或肿瘤等。中医学认为白带异常多由脾肾虚弱、湿滞不运或湿毒内侵造成的，艾灸对于祛湿排毒、改善炎症有一定的辅助疗效。

特效穴位： 三阴交穴、气海穴、足三里穴

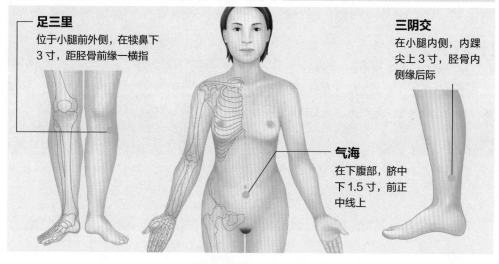

足三里
位于小腿前外侧，在犊鼻下3寸，距胫骨前缘一横指

三阴交
在小腿内侧，内踝尖上3寸，胫骨内侧缘后际

气海
在下腹部，脐中下1.5寸，前正中线上

方法一： 温和灸三阴交穴

【快速取穴】

侧坐垂足，手除拇指外的4指并拢，小指下边缘紧靠内踝尖上，食指上缘所在的水平线与胫骨后缘的交点处即为三阴交穴。

【艾灸方法】

艾条温和灸三阴交穴5~10分钟，每天1次，两侧穴位皆要灸。

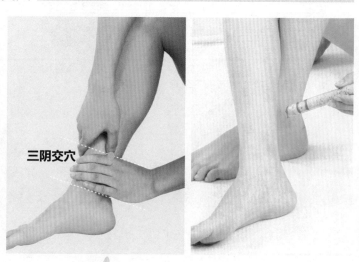

三阴交穴

方法二：隔姜灸气海穴

【快速取穴】

气海穴位于下腹部，肚脐下约2横指宽（食指、中指并拢）处。

【艾灸方法】

艾炷隔姜灸气海穴3~5壮，每天1次。孕妇慎灸气海穴。

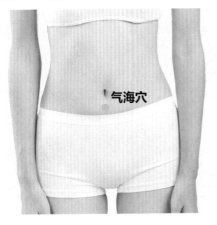

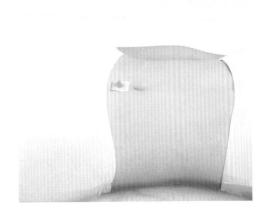

方法三：温和灸足三里穴

【快速取穴】

用同侧手张开虎口围住髌骨外上缘，余4指向下，中指指尖所指处即为足三里穴，按压有酸胀感。

【艾灸方法】

艾条温和灸足三里穴，每次15~20分钟，每天1次，可常灸。

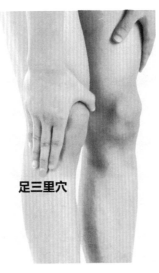

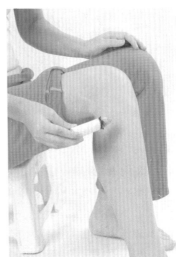

增效小妙方

白带异常的女性宜多食一些有补益脾肾及固下作用的食物，如怀山药、白扁豆、莲子、白果、栗子、核桃肉等，忌过食生冷寒凉食品。

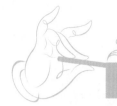

慢性盆腔炎
——祛湿除邪调气血

慢性盆腔炎是很多女性容易患上的疾病，而且一旦患上就难以摆脱、备受折磨。其主要临床表现为月经紊乱、白带增多、腰腹疼痛及不孕等，如已形成慢性附件炎，则可触及肿块。中医认为盆腔炎通常是由外感邪毒、气血不活、劳倦内伤、情志不舒所致，在相关穴位施灸，可祛除湿邪、调和气血、培补元气、疏经通络，从而达到改善症状的目的。

特效穴位： 关元穴、中极穴、肾俞穴、次髎穴

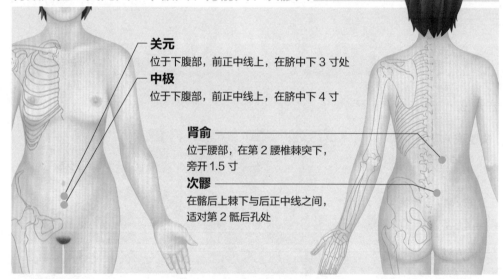

关元
位于下腹部，前正中线上，在脐中下3寸处

中极
位于下腹部，前正中线上，在脐中下4寸

肾俞
位于腰部，在第2腰椎棘突下，旁开1.5寸

次髎
在髂后上棘下与后正中线之间，适对第2骶后孔处

【快速取穴】

从肚脐向下量4横指宽（食指、中指、无名指、小指并拢）处即为关元穴。关元穴下1寸即为中极穴。

腰部，在第2腰椎棘突下，旁开1.5寸即为肾俞穴。

骶部，在髂后上棘内下方，适对第2骶后孔处即为次髎穴。

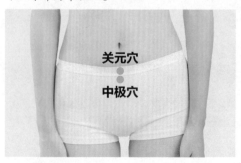

关元穴
中极穴

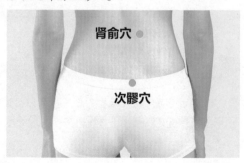

肾俞穴
次髎穴

方法一：艾灸盒灸关元穴、中极穴、肾俞穴、次髎穴

取关元、中极、肾俞、次髎等穴位，按照先灸腰背部穴位再灸胸腹部穴位的顺序施灸。取合适体位，选择大号艾灸盒，把艾灸盒放置在要灸的穴位上，点燃艾条，把艾条放置在铁丝网上，盖上盖子进行艾灸。每个穴位灸15~30分钟。此种方法热力均衡，被灸者会感觉舒适。

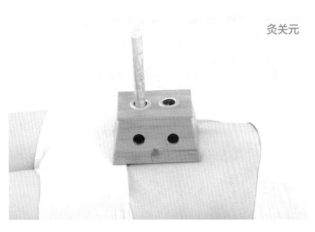

灸关元

方法二：艾炷隔姜灸关元穴、中极穴

① 先把新鲜的老姜切成厚约 0.3 厘米的薄片，用针在姜片上扎数个小孔，然后让患者取仰卧位，把姜片放置在要施灸的穴位上。

② 把中艾炷放置在姜片的中央，点燃施灸，施灸过程中若患者感觉疼痛，可把姜片略略抬起再放下，反复操作以缓解疼痛，每穴灸 5~7 壮，以穴位处皮肤潮红为度。每日灸 1~2 次。

在关元放姜片

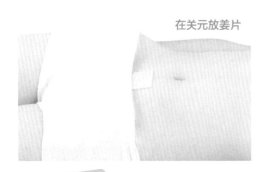

灸关元

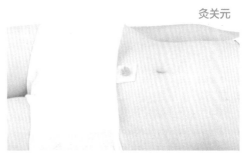

增效小妙方

慢性盆腔炎患者除了要做好日常护理，还要配合中医疗法治疗。家庭艾灸疗法再配合简单的按摩，可以使患者更快地康复。按摩中脘穴对由湿浊邪气引起的盆腔炎非常有效，按摩关元穴有利于调理气机、益气壮阳，按摩足三里穴可补脾健胃，增强抗病能力。坚持按摩上述穴位，可有效治疗疾病。

按摩关元

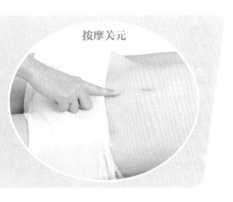

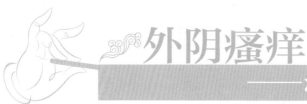

外阴瘙痒
——滋补肝肾除湿热

很多女性尤其是已婚女性会有外阴瘙痒的症状，发作时通常奇痒无比，因为位置特殊，不能抓挠，所以会更加尴尬。外阴瘙痒常为阵发性发作，也可为持续性的，一般在夜间加剧。中医认为，此症状一般由生活不洁或肝肾亏虚、精气耗损、化燥生风、阴部失于濡养而发病，在相关穴位施灸可驱邪除湿、滋补肝肾，改善症状。

特效穴位：气海俞穴、大肠俞穴、中膂俞穴、血海穴、阴陵泉穴、蠡沟穴、阴交穴、中极穴、阴廉穴、太冲穴、会阴穴、三阴交穴、太溪穴

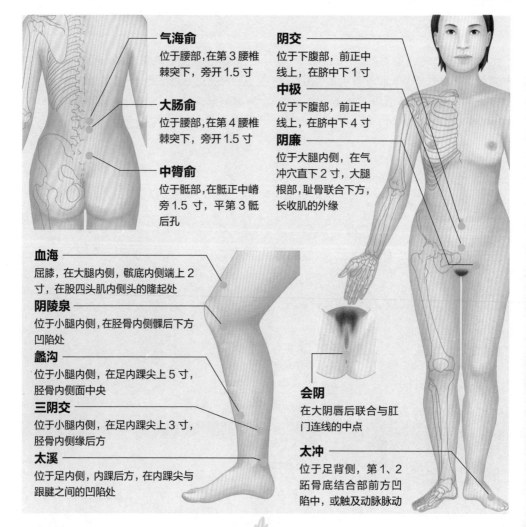

气海俞
位于腰部，在第3腰椎棘突下，旁开1.5寸

大肠俞
位于腰部，在第4腰椎棘突下，旁开1.5寸

中膂俞
位于骶部，在骶正中嵴旁1.5寸，平第3骶后孔

血海
屈膝，在大腿内侧，髌底内侧端上2寸，在股四头肌内侧头的隆起处

阴陵泉
位于小腿内侧，在胫骨内侧髁后下方凹陷处

蠡沟
位于小腿内侧，在足内踝尖上5寸，胫骨内侧面中央

三阴交
位于小腿内侧，在足内踝尖上3寸，胫骨内侧缘后方

太溪
位于足内侧，内踝后方，在内踝尖与跟腱之间的凹陷处

阴交
位于下腹部，前正中线上，在脐中下1寸

中极
位于下腹部，前正中线上，在脐中下4寸

阴廉
位于大腿内侧，在气冲穴直下2寸，大腿根部，耻骨联合下方，长收肌的外缘

会阴
在大阴唇后联合与肛门连线的中点

太冲
位于足背侧，第1、2跖骨底结合部前方凹陷中，或触及动脉脉动

方法一：艾炷隔姜灸

① 取气海俞、中膂俞、大肠俞、中极、会阴、阴廉、血海、三阴交、阴陵泉、蠡沟、太冲等穴位。按照先灸腰背部穴位再灸胸腹部穴位、先灸上部穴位再灸下部穴位的顺序施灸。先把新鲜的老姜切成厚约0.3厘米的薄片，用针在薄片上扎数个小孔，然后让患者取合适体位，把姜片放置在要施灸的穴位上。

② 把中艾炷放置在姜片的中央，点燃施灸。施灸过程中，若患者感觉疼痛，可将姜片略略抬起旋即放下，反复操作，以缓解患者疼痛。当艾炷燃尽时更换第2壮重新施灸，每穴灸3~5壮，隔日一次，15次为一个疗程。此灸法适用于肝经湿热引起的外阴瘙痒。

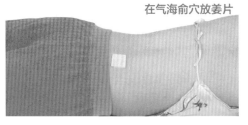

在气海俞穴放姜片

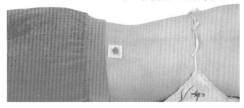

在气海俞穴上放中艾炷

方法二：艾条温和灸

取气海俞、中膂俞、大肠俞、中极、会阴、阴廉、血海、三阴交、阴交、太溪等穴位，按照先灸腰背部穴位再灸胸腹部穴位、先灸上部穴位再灸下部穴位的顺序施灸。让患者取合适体位，施灸者点燃艾条的一端，火头对准穴位施灸，距离皮肤3~5厘米高度。每穴灸5~10分钟，以患者感觉舒适、灸处出现红晕为度。

这样的治疗每日一次，15次为一个疗程。此灸法最适用于肝肾阴虚引起的外阴瘙痒。

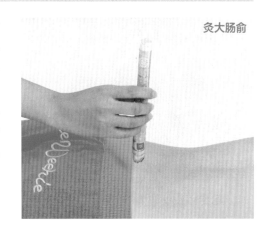

灸大肠俞

增效小妙方

海带绿豆粥

原料：粳米100克，海带30克，绿豆30克，白糖适量。

做法：先将海带洗净切丝，绿豆浸泡半天，粳米淘洗干净，共煮为粥。将熟时加入白糖调味即成。

用法：每日早晚服用，连续食用7~10天。

功效：清热解毒，利水泄热。适用于阴部瘙痒。

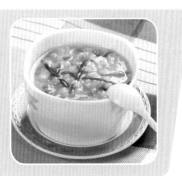

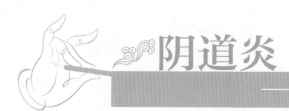

阴道炎
——减轻症状消炎症

女性多多少少都会有一些阴道炎的症状，只是轻重程度不一样，各个年龄阶段都可以患病。临床上以白带的性状发生改变以及外阴瘙痒、灼痛为主要特点，性交痛也常见，感染涉及尿道时，可有尿痛、尿急、尿频等症状。阴道炎较轻的女性，在遵从医嘱的情况下，自己在家适当艾灸相关穴位，对改善症状有不错的效果，如果情况较为严重则需及时就医。

特效穴位： 行间穴、气海穴、关元穴、中极穴

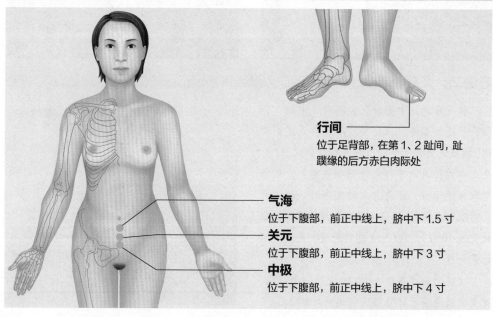

行间
位于足背部，在第1、2趾间，趾蹼缘的后方赤白肉际处

气海
位于下腹部，前正中线上，脐中下1.5寸

关元
位于下腹部，前正中线上，脐中下3寸

中极
位于下腹部，前正中线上，脐中下4寸

方法： 艾灸气海穴、关元穴、中极穴、行间穴

【**快速取穴**】

行间位于足背部，在第1、2趾间，趾蹼缘后方赤白肉际处。

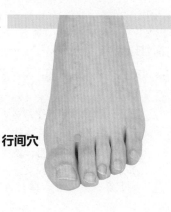

行间穴

气海穴位于下腹部，肚脐下约2横指宽（食指、中指并拢）处。

从肚脐向下量4横指宽（食指、中指、无名指、小指并拢）处即为关元穴。关元穴下1寸即为中极穴。

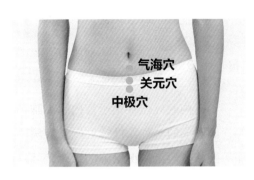

气海穴
关元穴
中极穴

【艾灸方法】

① 取气海、关元、中极三个穴位施灸。选择大号艾灸盒，把艾灸盒放置在要灸的穴位上，点燃艾条，把艾条放置在铁丝网上，盖上盖子艾灸，每个穴位灸15~20分钟。

用艾灸盒灸关元

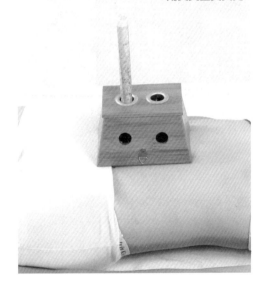

② 取行间施灸。用艾条燃着的一端对准一侧穴位，与施灸处的皮肤保持3~5厘米的距离，以感到局部温热而无疼痛感为宜，灸10~15分钟。另一侧的行间穴用同一方法操作。

每天1次，10次为1个疗程，2~3个疗程即可。

灸行间

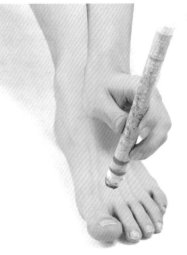

中医小提示

部分女性在服用避孕药后容易引发霉菌性阴道炎，因为避孕药中的雌激素具有促进霉菌生成菌丝的作用，造成它进一步侵袭阴道组织。因此，女性朋友们不要盲目服用避孕药。

女性朋友平时尽量穿着棉质通风的内外裤，保持干爽，要养成勤洗手、勤洗澡、勤换内衣裤的卫生习惯。

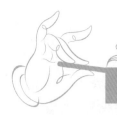

子宫内膜异位症
——辅助调理改善病情

子宫内膜异位症指子宫内膜细胞种植在不正常的位置，如腹膜、卵巢、输卵管等，而形成的一种女性常见妇科疾病。主要表现为痛经、月经异常、不孕、性交疼痛等症状。对于情况明确的患者，可以在医生的指导下用艾灸辅助调理，这样既保险，又能较快地改善病情。

特效穴位： 关元穴、归来穴、三阴交穴、足三里穴、子宫穴

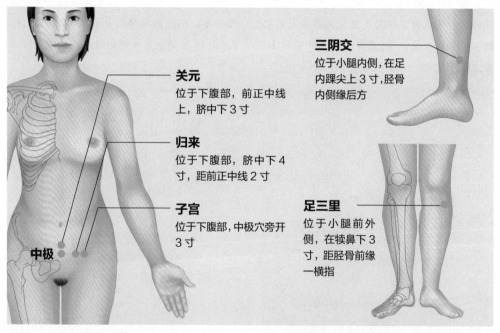

三阴交
位于小腿内侧，在足内踝尖上3寸，胫骨内侧缘后方

关元
位于下腹部，前正中线上，脐中下3寸

归来
位于下腹部，脐中下4寸，距前正中线2寸

子宫
位于下腹部，中极穴旁开3寸

足三里
位于小腿前外侧，在犊鼻下3寸，距胫骨前缘一横指

中极

方法： 艾灸关元穴、归来穴、三阴交穴、足三里穴、子宫穴

【快速取穴】

从肚脐向下量4横指宽（食指、中指、无名指、小指并拢）处即为关元穴。

下腹部，在脐中下4寸，距前正中线2寸即为归来穴。

下腹部，中极穴旁开3寸即为子宫穴。

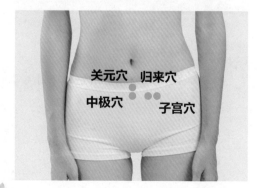

关元穴　归来穴
中极穴　子宫穴

侧坐垂足，手除拇指外的 4 指并拢，小指下边缘紧靠内踝尖上，食指上缘所在的水平线与胫骨后缘的交点处即为三阴交穴。

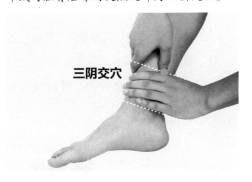

三阴交穴

用同侧手张开虎口围住髌骨外上缘，余 4 指向下，中指指尖所指处即为足三里穴，按压有酸胀感。

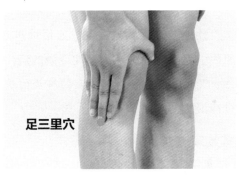

足三里穴

【艾灸方法】

 取关元、子宫、归来施灸。选择中号艾灸盒，把艾灸盒放置在要灸的穴位上，点燃艾条，把艾条放置在铁丝网上，盖上盖子艾灸。每个穴位灸 15~20 分钟，每日 1 次。

② 取足三里、三阴交施灸。用艾条燃着的一端对准皮肤，与施灸处的皮肤保持 3~5 厘米的距离，以感到局部温热而无疼痛感为宜。每穴灸 10~15 分钟，每日 1 次。

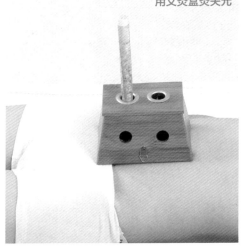

用艾灸盒灸关元

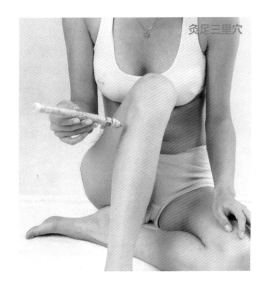

灸足三里穴

中医小提示

女性在日常生活中要注重体育锻炼，提高身体素质，使机体免疫系统的功能正常，即所谓"正气内存，邪不可干"，避免子宫内膜异位发生，防止经血逆流，严禁在经期过性生活。

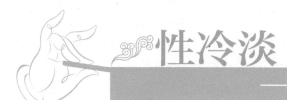

性冷淡
——养阴滋肾解肝郁

性冷淡是指性欲缺乏，通俗地讲是对性生活无兴趣。性冷淡是由生理和心理原因引起的。中医认为，性冷淡的病位在心、肝、脾、肾，病因是气郁、痰阻、精亏、气血不足等。在相关穴位施灸可疏肝理气、行气活血、滋肾养阴，可有效改善性冷淡。

特效穴位： 气海穴、关元穴、肾俞穴、命门穴

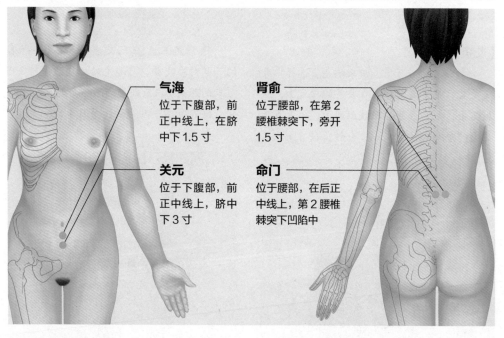

气海
位于下腹部，前正中线上，在脐中下1.5寸

肾俞
位于腰部，在第2腰椎棘突下，旁开1.5寸

关元
位于下腹部，前正中线上，脐中下3寸

命门
位于腰部，在后正中线上，第2腰椎棘突下凹陷中

方法： 艾灸气海穴、关元穴、肾俞穴、命门穴

【快速取穴】

下腹部，前正中线上，在脐中下1.5寸即为气海穴。

从肚脐向下量4横指宽（食指、中指、无名指、小指并拢）处即为关元穴。

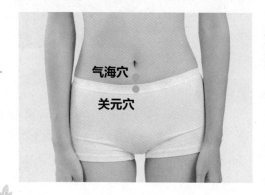

气海穴

关元穴

腰部，在后正中线上，第2腰椎棘突下凹陷中即为命门穴。

命门穴旁开1.5寸即为肾俞穴。

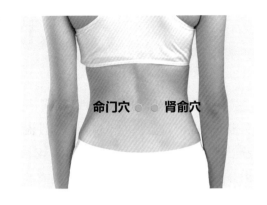

命门穴 ● ● 肾俞穴

【艾灸方法】

① 取命门、肾俞施灸。按照先灸上部穴位再灸下部穴位的顺序施灸。取合适的体位，让家人帮助施灸，点燃艾条的一端，火头对准穴位施灸，距离皮肤3~5厘米高度，以感觉温热而无疼痛感为宜。每穴灸10~15分钟。

② 取关元、气海施灸。取合适的体位，手持艾条，点燃其一端，火头对准穴位施灸，距离皮肤3~5厘米，

可以让家人帮助施灸，以感觉温热而无疼痛感为宜。每穴灸10~15分钟。每日1次，10次为1个疗程。每个疗程间隔3天。

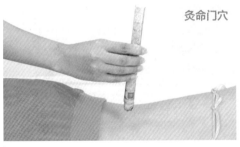

灸命门穴

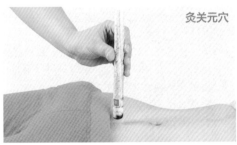

灸关元穴

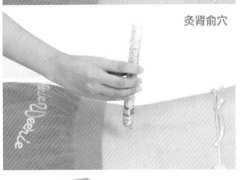

灸肾俞穴

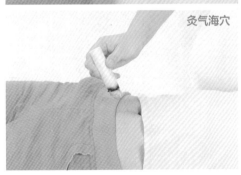

灸气海穴

中医小提示

此灸法最适用于痰湿内阻引起的性冷淡，其主要症状为性欲淡漠、厌恶性事，伴有形体肥胖、食欲不振、四肢沉重、白带黏稠。

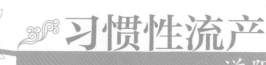

习惯性流产
——滋阴养血为安胎

很多准妈妈听到"习惯性流产"往往都会非常惊恐，一旦患上这个病，想保住宝宝就不是一件容易的事情。习惯性流产是指流产连续发生3次以上者。其临床症状以阴道出血、阵发性腹痛为主。习惯性流产多与生殖器官发育不良、免疫失调、内分泌紊乱、子宫内膜的各种感染有关。中医认为，本病多由肾气不足、冲任不固所致，宜在未孕之前补肾健脾，固气养血，进行调治。在相关穴位施灸可健脾补肾，滋阴养血，从而减少流产发生的概率。

特效穴位： 气海穴、关元穴、足三里穴、隐白穴、百会穴、中极穴、膈俞穴、肾俞穴、命门穴、关元俞穴、腰阳关穴

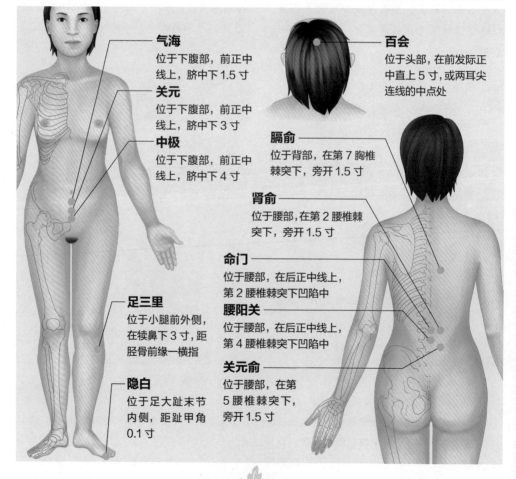

气海
位于下腹部，前正中线上，脐中下1.5寸

关元
位于下腹部，前正中线上，脐中下3寸

中极
位于下腹部，前正中线上，脐中下4寸

百会
位于头部，在前发际正中直上5寸，或两耳尖连线的中点处

膈俞
位于背部，在第7胸椎棘突下，旁开1.5寸

肾俞
位于腰部，在第2腰椎棘突下，旁开1.5寸

命门
位于腰部，在后正中线上，第2腰椎棘突下凹陷中

腰阳关
位于腰部，在后正中线上，第4腰椎棘突下凹陷中

关元俞
位于腰部，在第5腰椎棘突下，旁开1.5寸

足三里
位于小腿前外侧，在犊鼻下3寸，距胫骨前缘一横指

隐白
位于足大趾末节内侧，距趾甲角0.1寸

方法一：艾条温和灸

取气海、关元、中极、肾俞、足三里、膈俞、隐白等穴位，按照先灸腰背部穴位再灸胸腹部穴位、先灸上部穴位再灸下部穴位的顺序施灸。让患者取合适的体位，露出要灸的穴位皮肤。施灸者点燃艾条的一端，火头对准穴位，距离皮肤3~5厘米高度施灸，以患者感觉灸处有温热感而无疼痛感为宜。每穴灸15分钟，每天1次，10次为一个疗程，每个疗程间隔3天。此灸法最适用于气血虚弱的女性。

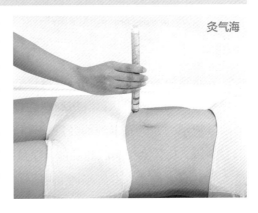

灸气海

方法二：艾炷隔姜灸

① 取气海、关元、中极、肾俞、命门、腰阳关、关元俞、百会等穴位，按照先灸腰背部穴位再灸胸腹部穴位，先灸上部穴位再灸下部穴位的顺序施灸。先将新鲜的老姜切成厚约0.3厘米的薄片，用针在姜片上扎数个小孔，然后让患者取舒适的体位，把姜片放置在要灸的穴位上。

② 把中艾炷放置在姜片的中央，点燃施灸。施灸过程中若患者感觉灼痛，可把姜片略略抬起旋即放下，反复操作，以缓解疼痛。每穴灸3~5壮，隔日一次，10次为一个疗程。此灸法最适用于肾阴亏虚的女性。

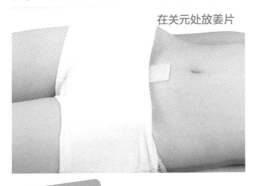

在关元处放姜片

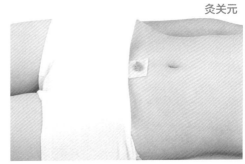

灸关元

中医小提示

孕妇一定要养成良好的生活习惯，作息要有规律，最好保证每日睡够8小时，并适当活动。要养成定时排便的习惯，还要适当多吃富含纤维素的食物，以保持大便通畅。孕妇应勤洗澡、勤换内衣，要特别注意阴部清洁，可每晚用洁净温水清洗外阴部，以防止病菌感染。孕妇要注意调节自己的情绪，尽量保持心情舒畅，避免各种不良刺激，消除紧张、烦闷、恐惧心理，尤其不能大喜大悲大怒大忧，否则对胎儿的生长发育是非常不利的。

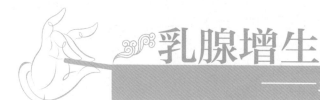

乳腺增生
——疏肝健脾调气血

乳腺增生是女性最常见的乳房疾病，是一种由于人体内分泌紊乱而引起乳腺结构异常的疾病。其症状以乳房周期性疼痛为特征，每次月经前疼痛加剧，行经后疼痛减轻或消失，严重者经前经后均呈持续性疼痛。现今社会，女性的压力比较大，容易烦躁，长久会影响脏腑功能，导致内分泌失调，从而诱发乳腺增生。这就需要广大女性日常注重保养，平时利用小小的艾灸，不定期施灸主要穴位，既可预防，还能改善症状。

特效穴位： 阳陵泉穴、太冲穴、肝俞穴、膻中穴

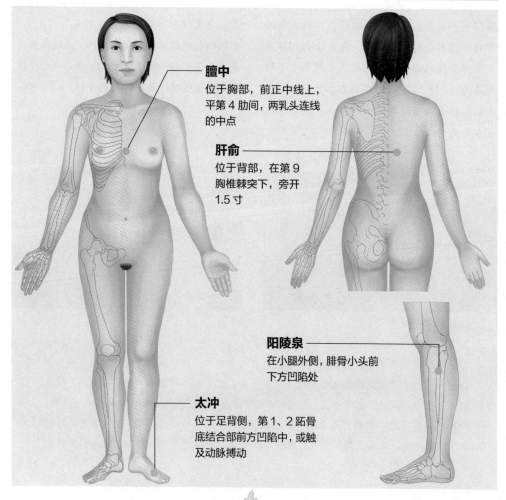

膻中
位于胸部，前正中线上，平第 4 肋间，两乳头连线的中点

肝俞
位于背部，在第 9 胸椎棘突下，旁开 1.5 寸

阳陵泉
在小腿外侧，腓骨小头前下方凹陷处

太冲
位于足背侧，第 1、2 跖骨底结合部前方凹陷中，或触及动脉搏动

方法：艾灸阳陵泉穴、太冲穴、肝俞穴、膻中穴

【快速取穴】

位于胸部，在前正中线上，平第4肋间，即两乳头连线的中点为膻中穴。

位于背部，在第9胸椎棘突下，旁开1.5寸处即为肝俞穴。

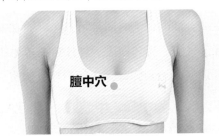

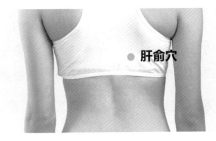

小腿外侧，腓骨小头前下方凹陷处即为阳陵泉穴。

在足背，第1、2跖骨间，跖骨底结合部前方凹陷中处即为太冲穴。

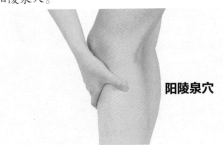

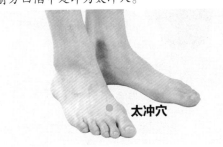

【艾灸方法】

❶ 取肝俞施灸。取俯卧位，让家人帮助施灸，点燃艾条的一端，火头对准要灸的穴位，距离皮肤3~5厘米高度，以感觉灸处有温热感而无灼痛感为宜。灸10~15分钟，每日1~2次，灸至皮肤潮红为度。

❷ 取膻中、阳陵泉、太冲施灸，先把新鲜的老姜切成厚约0.3厘米的薄片，在姜片上扎数个小孔，然后把姜片放置在要施灸的穴位上。把中艾炷放置在姜片的中心，点燃施灸。在施灸过程中，若感觉疼痛，可把姜片略略抬起旋即放下，反复操作，以缓解疼痛。每穴灸5~7壮，以穴位处皮肤出现红晕而不起疱为度。

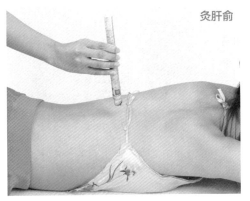

灸肝俞

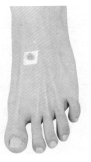

灸太冲

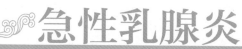

急性乳腺炎
——行气通乳消炎症

　　急性乳腺炎是由细菌感染所致的急性乳房炎症，常在短期内形成脓肿，多见于产后2~6周哺乳妇女，尤其是初产妇。此病在哺乳期的任何时间都可发生，而在哺乳的开始最为常见。中医认为，乳腺炎是由肝郁气滞、胃热壅滞、乳汁瘀滞等原因造成的。在相关穴位施灸，可行气通乳、疏肝理气、调和脾肾，从而治疗乳腺炎。

特效穴位： 膈俞穴、肝俞穴、胃俞穴、肩井穴、膻中穴、中脘穴、期门穴、天枢穴

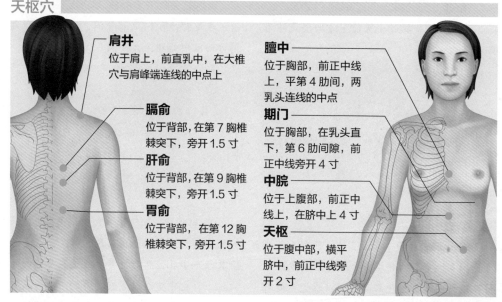

肩井
位于肩上，前直乳中，在大椎穴与肩峰端连线的中点上

膈俞
位于背部，在第7胸椎棘突下，旁开1.5寸

肝俞
位于背部，在第9胸椎棘突下，旁开1.5寸

胃俞
位于背部，在第12胸椎棘突下，旁开1.5寸

膻中
位于胸部，前正中线上，平第4肋间，两乳头连线的中点

期门
位于胸部，在乳头直下，第6肋间隙，前正中线旁开4寸

中脘
位于上腹部，前正中线上，在脐中上4寸

天枢
位于腹中部，横平脐中，前正中线旁开2寸

【快速取穴】

　　先确定第7颈椎，其棘突下为大椎。再找到锁骨肩峰端，大椎与肩峰连线，其中点即为肩井。

　　暴露背部，双手下垂，找到第7胸椎（两侧肩胛骨下缘的连线，与脊柱相交处），其棘突之下，旁开1.5寸处，即为膈俞。

　　从第7胸椎向下数2个突起的骨性标志，此为第9胸椎，在其棘突之下，旁开1.5寸处，即为肝俞。

　　先确定第7胸椎，再向下数5个突起的骨性标志，此处第12胸椎。在其棘突之下，旁开1.5寸处，即为胃俞。

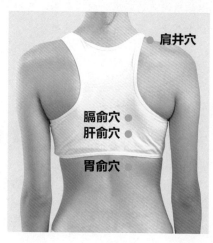

肩井穴

膈俞穴
肝俞穴

胃俞穴

第 4 肋间，平第 4 肋间隙，当前正中线上，即为膻中穴。

从前正中线旁开 4 寸，在第 6 肋间隙，按压有酸胀感处即为期门。

位于上腹部，前正中线上，从肚脐中央向上量取 4 寸处，即为中脘。

取肚脐中点，旁开 2 寸处，即为天枢。

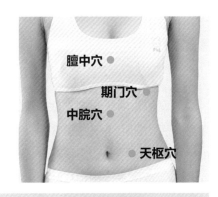

方法一：艾条雀啄灸

取肩井、膻中、膈俞、阿是穴等穴位，按照先灸腰背部穴位再灸胸腹部穴位的顺序施灸。让患者取合适的休位，施灸者立于患者身体一侧，点燃艾条的一端，火头对准要灸的穴位，距离皮肤 3 厘米左右高度。然后施灸者手持艾条一上一下移动，一起一落像鸟雀啄食一样。每穴灸 5 分钟。在施灸过程中要密切注意灸处皮肤的温度，防止烫伤患者的皮肤。

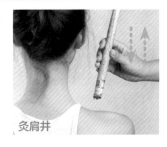

灸肩井

方法二：艾炷隔蒜灸

① 取肝俞、胃俞、期门、中脘、天枢、阿是穴等穴位，按照先灸腰背部穴位再灸胸腹部穴位的顺序施灸。先将大蒜横切成厚约 0.3 厘米的薄片，用针在蒜片上扎数个小孔，然后让患者取合适体位，把蒜片放置在要灸的穴位上。

② 把中艾炷放置在蒜片的中心，点燃施灸。当艾炷燃尽时更换第 2 壮，灸完 4~5壮后，更换蒜片继续施灸。每穴灸 7 壮，以灸处皮肤潮红为度。灸治过程中小心操作，避免烫伤患者皮肤。

灸肝俞

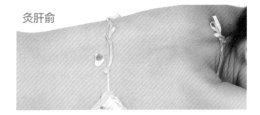

增效小妙方

金针猪蹄汤

原料： 干金针菜 24 克，猪蹄 1 只。

做法： 将干金针菜根与猪蹄加水同煮。

用法： 吃肉，喝汤。

功效： 每日 1 次，连吃 3~4 次。此粥清热消肿，通经下乳。适用于乳腺炎、乳汁不下。宜秋冬季早晚空腹食用。

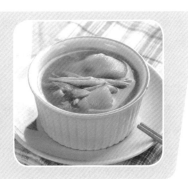

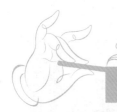

子宫脱垂
——补中益气养肾脏

　　子宫脱垂对于很多女性来说并不陌生，是一种常见的妇科疾病，症状为子宫从正常位置沿阴道下降，子宫颈外口达坐骨棘水平以下，甚至子宫全部脱出阴道口外的一种病症。中医认为，本病是由体力虚弱、中气下降、冲任不固、湿热下注所致。在相关穴位施灸可调理气机、滋养肾脏，从而达到改善症状的目的。

特效穴位： 足三里穴、气海穴、关元穴、维胞穴、百会穴、脾俞穴、肾俞穴、气海俞穴

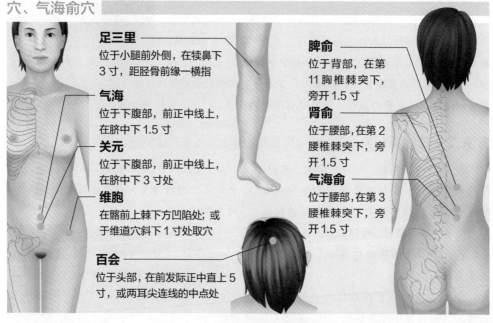

足三里
位于小腿前外侧，在犊鼻下3寸，距胫骨前缘一横指

气海
位于下腹部，前正中线上，在脐中下1.5寸

关元
位于下腹部，前正中线上，在脐中下3寸处

维胞
在髂前上棘下方凹陷处；或于维道穴斜下1寸处取穴

百会
位于头部，在前发际正中直上5寸，或两耳尖连线的中点处

脾俞
位于背部，在第11胸椎棘突下，旁开1.5寸

肾俞
位于腰部，在第2腰椎棘突下，旁开1.5寸

气海俞
位于腰部，在第3腰椎棘突下，旁开1.5寸

【快速取穴】

　　站立，弯腰。同侧手张开虎口围住髌骨外上缘，其余四指向下，中指尖所指处即为足三里。

　　位于下腹部，前正中线上，从肚脐中央向下量取两横指处，即为气海。

　　在下腹部，前正中线上，从肚脐中央向下量取四横指处，即为关元。

　　下腹部，髂前上棘之内下方凹陷处，平关元穴处即为维胞。

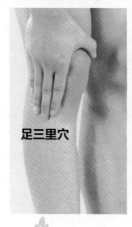

足三里穴

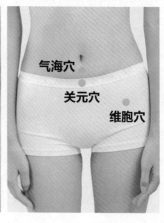

气海穴
关元穴
维胞穴

将耳郭折叠向前，找到耳尖。经过两耳尖做一连线，与正中线的交点处，即为百会。

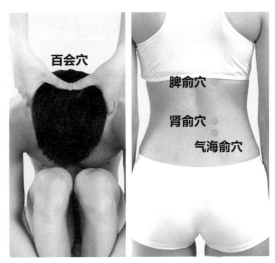

百会穴

脾俞穴

肾俞穴

气海俞穴

先确定第7胸椎，再向下数4个突起的骨性标志，此处为第11胸椎。在其棘突之下，旁开1.5寸处，即为脾俞。

从第12胸椎向下数2个突起的骨性标志，为第2腰椎，在其棘突之下旁开1.5寸处，即为肾俞。

先确定第12胸椎，再向下数3个突起的骨性标志，此处为第3腰椎。在其棘突之下，旁开1.5寸处，即为气海俞。

方法一：艾炷无瘢痕灸

❶ 取气海、关元、维胞、子宫等穴位，让患者取俯卧位，在要施灸的穴位上涂抹一层凡士林，以黏附艾炷，防止其从皮肤上脱落。

❷ 把小艾炷放置在涂抹凡士林的穴位上，点燃施灸。当患者感觉疼痛或艾炷燃近皮肤时移去艾炷，重新施第2壮。每穴灸5壮，每日1次，10次为一个疗程，每个疗程间隔5天。此灸法最适用于脾虚引起的子宫脱垂，其症状为子宫颈下脱于阴道口外，劳则加剧，面色苍白，神疲懒言，带下量多。

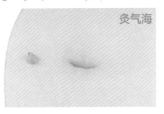

灸气海

方法二：艾炷隔姜灸

❶ 取百会、脾俞、肾俞、气海俞、关元、气海、维胞、足三里、子宫等穴位，按照先灸腰背部穴位再灸胸腹部穴位、先灸上部穴位再灸下部穴位的顺序施灸。先将新鲜的老姜切成厚约0.3厘米的薄片，用针在姜片上扎数个小孔，然后让患者取合适的体位，把姜片放置在要施灸的穴位上。给百会穴施灸时，要先将头发拨向两边，然后再放置姜片。

❷ 把中艾炷放置在姜片的中央，点燃艾炷施灸。施灸过程中若患者感觉灼痛，可将姜片抬起旋即放下，反复操作，以缓解患者疼痛感。当艾炷燃尽时更换第2壮重新施灸，每穴灸10壮，每日1次，10次为一个疗程，每个疗程间隔5天。此灸法最适用于肾虚引起的子宫脱垂，其主要症状为子宫下脱于阴道口外，劳则加剧，面色苍白，腰酸腿软，头晕耳鸣，小便频数。

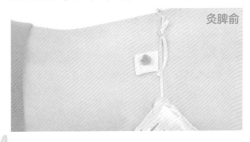

灸脾俞

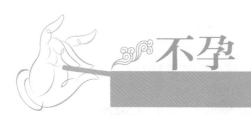

不孕

——调补元阳助受孕

不孕的医学定义为一年未采取任何避孕措施，性生活正常而没有成功妊娠。女性不孕症的原因很多，多见以下两类：一类为不能排卵所致的不孕症，一类为精卵不能结合所致的不孕症，二者都可能是可逆的，也可能是不可逆的。中医认为，女子不孕与先天之本肾和后天之本脾有关，与人体的元气精血不足有关。在相关穴位施灸可调补元阳，健脾益肾，调和气血，从而改善身体状况，增加怀孕的概率。

特效穴位：中极穴、三阴交穴、关元穴、归来穴、子宫穴

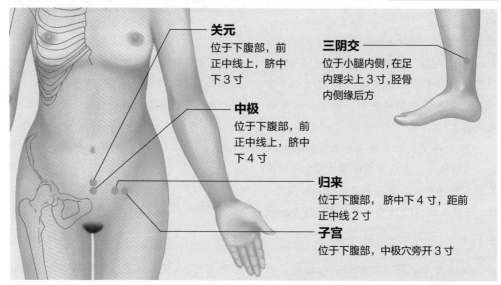

关元
位于下腹部，前正中线上，脐中下3寸

三阴交
位于小腿内侧，在足内踝尖上3寸，胫骨内侧缘后方

中极
位于下腹部，前正中线上，脐中下4寸

归来
位于下腹部，脐中下4寸，距前正中线2寸

子宫
位于下腹部，中极穴旁开3寸

【**快速取穴**】

在下腹部，前正中线上，从肚脐中央向下量取4寸处，即为中极。

在下腹部，前正中线上，从肚脐中央向下量取4横指处，即为关元。

肚脐中点下4寸处，再旁开2寸，即为归来。

先找到中极，从中极向旁边各量3寸处即为子宫。

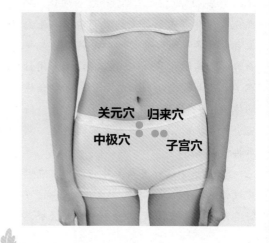

关元穴　　归来穴
中极穴　　　子宫穴

从内踝尖向上量4横指，食指上缘所在水平线与胫骨后缘的交点处，按压有酸胀感，即为三阴交。

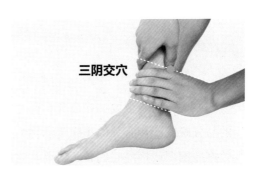

三阴交穴

方法一：艾条温和灸

取关元、中极、子宫、三阴交施灸。按照先灸腰背部穴位再灸胸腹部穴位、先灸上部穴位再灸下部穴位的顺序施灸。取合适体位，露出要灸的穴位皮肤。让家人帮助施灸，点燃艾条的一端，火头对准穴位施灸，距离皮肤3~5厘米高度，以感觉温热而无疼痛感为宜。每穴灸10~15分钟，灸至皮肤潮红为度，每日1次，10次为1个疗程。

此灸法最适用于肾精亏虚、血虚宫寒的不孕症。

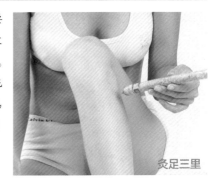

灸足三里

方法二：艾条温和灸

取中极、三阴交、归来、子宫施灸。按照先灸上部穴位再灸下部穴位的顺序施灸。取合适体位，让家人帮助施灸，点燃艾条的一端，火头对准要灸的穴位，距离皮肤3~5厘米施灸，以灸处有温热感而无疼痛感为宜。每穴灸10~15分钟，以感觉舒适、灸处皮肤潮红为度，每日1次，10次为1个疗程。

此灸法最适用于气结痰阻、瘀阻胞脉的不孕症。

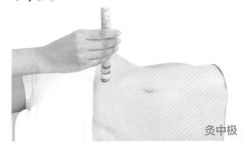

灸中极

增效小妙方

韭菜炒青虾

原料： 青虾250克，韭菜100克。

做法： 将青虾洗净，韭菜洗净、切段。先以油煸炒虾，烹黄酒、酱油、醋、姜丝等调料，再加入韭菜煸炒，嫩熟即可。

功效： 对肾虚不孕有辅助治疗的作用。

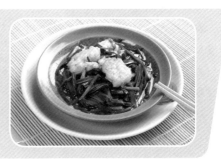

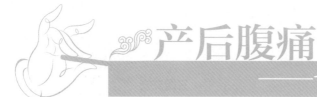

产后腹痛
——调和气血减疼痛

产妇生产后不仅要照顾婴儿，有时还要面对产后腹痛的折磨。产妇在产褥期发生的与分娩或产褥有关的小腹疼痛称为产后腹痛。轻者不需治疗，腹痛可逐渐消失，少数疼痛剧烈或疼痛时间较长者要及时治疗。在相关穴位施灸可促进气血运行、增强体质、疏肝解郁，从而有效改善症状。

特效穴位： 神阙穴、气海穴、关元穴、中极穴、归来穴、三阴交穴、足三里穴

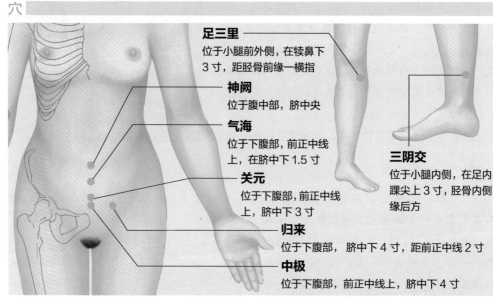

足三里
位于小腿前外侧，在犊鼻下3寸，距胫骨前缘一横指

神阙
位于腹中部，脐中央

气海
位于下腹部，前正中线上，在脐中下1.5寸

关元
位于下腹部，前正中线上，脐中下3寸

归来
位于下腹部，脐中下4寸，距前正中线2寸

中极
位于下腹部，前正中线上，脐中下4寸

三阴交
位于小腿内侧，在足内踝尖上3寸，胫骨内侧缘后方

【快速取穴】

在腹中部，肚脐的中央，即为神阙。

位于下腹部，前正中线上，从肚脐中央向下量取两横指处，即为气海。

在下腹部，前正中线上，从肚脐中央向下量取4寸处，即为中极。

在下腹部，前正中线上，从肚脐中央向下量取4横指处，即为关元。

肚脐中点下4寸处，再旁开2寸，即为归来。

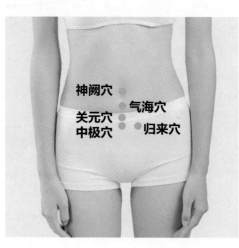

神阙穴
关元穴　　气海穴
中极穴　　归来穴

从内踝尖向上量4横指，食指上缘所在水平线与胫骨后缘的交点处，按压有酸胀感，即为三阴交。

站立，弯腰。同侧手张开虎口围住髌骨外上缘，其余四指向下，中指尖所指处即为足三里。

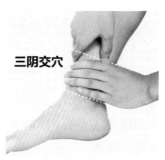

三阴交穴

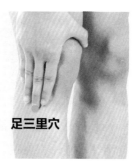

足三里穴

方法一：艾炷隔姜灸

① 取神阙、中极、足三里、三阴交等穴位，按照先灸上部穴位再灸下部穴位的顺序施灸。先把新鲜的老姜切成厚约0.3厘米的薄片，用针在其上扎数个小孔，然后让患者取合适的体位，把姜片放置在要灸的穴位上。

② 把中艾炷放置在姜片的中央，点燃施灸。施灸过程中，若患者感觉灼痛可把姜片略略抬起，旋即放下，以缓解患者疼痛感。

当艾炷燃尽时更换第2壮重新施灸。每穴灸5~7壮，以患者感觉舒适、灸处皮肤潮红为度。每日灸1~2次。

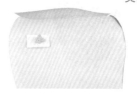

灸神阙

方法二：艾条温和灸

取关元、归来、气海、三阴交等穴位，按照先灸上部穴位再灸下部穴位的顺序施灸。让患者取合适的体位，施灸者点燃艾条的一端，火头对准要灸的穴位，距离皮肤3~5厘米施灸，以灸处皮肤温热而无灼痛感为宜。每穴灸15~20分钟，灸至穴位处皮肤潮红为度。每日灸1~2次。

施灸者在施灸过程中注意力要集中，以免艾灰掉落在皮肤上灼伤患者。

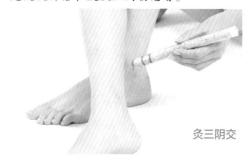

灸三阴交

增效小妙方

赤豆南瓜散

原料： 赤小豆100克，生姜30克，南瓜200克。

做法： 将赤小豆、生姜、南瓜共焙干，研成细末，兑水服用。

用法： 每日服3次，每次服30克。

功效： 主治血虚型产后腹痛，症状为产后小腹隐隐冷痛，喜揉，面色苍白，头晕耳鸣，恶露量少色淡。

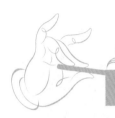

更年期综合征
——平衡阴阳补肾气

更年期是女性都会经历的一个时期，更年期综合征也是很多女性都要面对的一道关卡。更年期综合征是由雌激素水平下降而引起的一系列症状，如月经变化、面色潮红、心悸、失眠、乏力、抑郁、多虑、情绪不稳定、易激动、注意力难于集中等。在相关穴位施灸可补肾气、调整阴阳，从而改善更年期的症状。

特效穴位： 肝俞穴、脾俞穴、肾俞穴、志室穴、三阴交穴、太冲穴、中极穴、子宫穴、太溪穴、关元穴、足三里穴

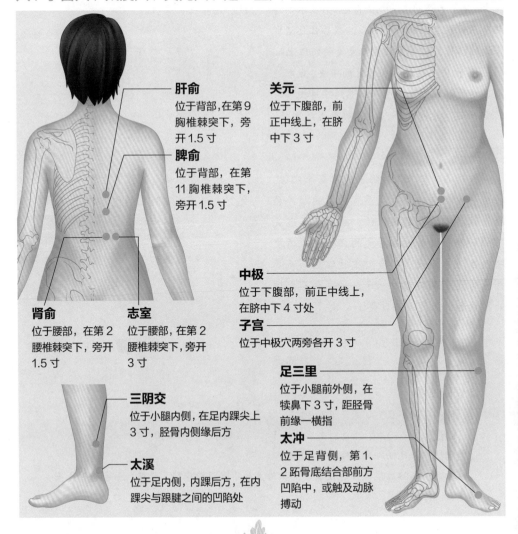

肝俞
位于背部，在第9胸椎棘突下，旁开1.5寸

脾俞
位于背部，在第11胸椎棘突下，旁开1.5寸

关元
位于下腹部，前正中线上，在脐中下3寸

肾俞
位于腰部，在第2腰椎棘突下，旁开1.5寸

志室
位于腰部，在第2腰椎棘突下，旁开3寸

中极
位于下腹部，前正中线上，在脐中下4寸处

子宫
位于中极穴两旁各开3寸

三阴交
位于小腿内侧，在足内踝尖上3寸，胫骨内侧缘后方

太溪
位于足内侧，内踝后方，在内踝尖与跟腱之间的凹陷处

足三里
位于小腿前外侧，在犊鼻下3寸，距胫骨前缘一横指

太冲
位于足背侧，第1、2跖骨底结合部前方凹陷中，或触及动脉搏动

方法一：艾条温和灸

取肾俞、三阴交、足三里、中极、子宫、太溪、志室、太冲、肝俞等穴位，按照先灸腰背部穴位后灸胸腹部穴位、先灸上部穴位后灸下部穴位的顺序施灸。患者自己不能施灸的部位可让旁人帮忙，自己能灸的部位最好自己灸，这样可以更好地掌握温度和位置。点燃艾条的一端，火头对准穴位皮肤，距离皮肤3~5厘米高度施灸。每穴灸10~15分钟，灸至患者感觉舒适、皮肤潮红为度。这样的治疗每日一次，10次为一个疗程。这种方法对肝肾阴虚引起的更年期综合征有很好的疗效。

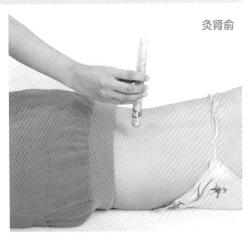
灸肾俞

方法二：艾炷隔姜灸

① 取肝俞、脾俞、肾俞、关元等穴位，按照先灸腰背部再灸胸腹部的顺序施灸。把新鲜的老姜切成厚约0.3厘米的姜片，在姜片上用针扎数个小孔。让患者取舒适体位，把姜片放置在需要施灸的穴位上。

② 把中艾炷放在姜片中心，点燃施灸。施灸过程中，若患者有疼痛感，可将姜片抬起，旋即放下，以缓解灼痛感。每穴灸5~7壮，灸至穴位皮肤潮红为度。每日灸1~2次。

在肝俞放姜片
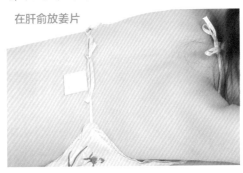

灸肝俞
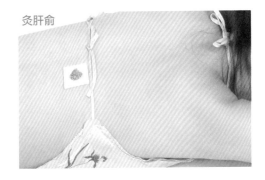

增效小妙方

莲子百合粥

原料：莲子、百合、粳米各30克。

做法：将莲子、百合、粳米同煮粥。

用法：每日早晚各服1次。

功效：适用于绝经前后伴有心悸不寐、怔忡健忘、肢体乏力、皮肤粗糙者。

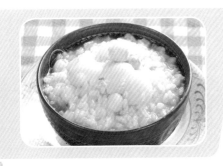

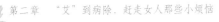

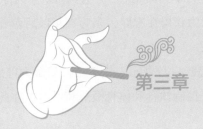

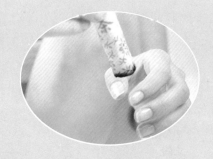

第三章

女人"艾"自己，搞定"面子工程"

"面子工程"是女人一生的大事，每个女人都想保持如花的容颜，但是肥胖、皱纹和各种皮肤问题总是会给女性带来极大的困扰。艾灸可以帮助女性培本固阳，让身体散发由内而外的美。

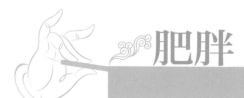

肥胖

——健脾益肾除痰湿

　　日常所见的肥胖大多为单纯性肥胖，分为两种，一为体质性肥胖，与遗传有关，自幼年起即发生肥胖；二为获得性肥胖，多为青年以后营养过度、活动减少而发生肥胖。

　　中医学认为单纯性肥胖症乃真元之气不足，痰湿内停所致，故有"胖人多痰"之说。纠正肥胖首先是要控制饮食和体育锻炼相结合，在此基础上可采取药物及针灸等作为辅助治疗。

特效穴位：梁丘穴、公孙穴

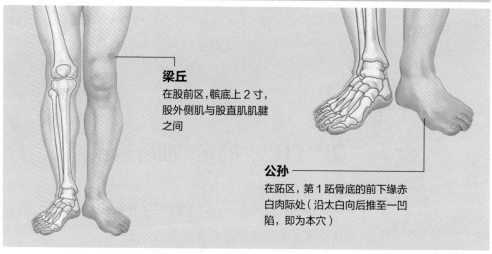

梁丘
在股前区，髌底上2寸，股外侧肌与股直肌肌腱之间

公孙
在跖区，第1跖骨底的前下缘赤白肉际处（沿太白向后推至一凹陷，即为本穴）

方法一：回旋灸梁丘穴

【快速取穴】

　　屈膝，梁丘穴在大腿前面，髂前上棘与髌底外侧端连线上，髌底上约3横指处。

【艾灸方法】

　　艾条回旋灸梁丘穴5~10分钟，每天1次，15~20次为1个疗程。

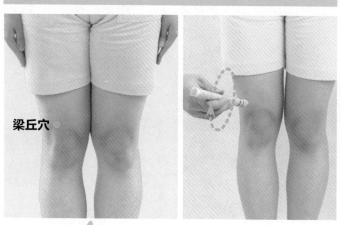

梁丘穴

方法二：温和灸公孙穴

【快速取穴】

正坐，在足弓骨后端下缘可触及一处凹陷，按压有酸胀感，即为公孙穴。

【艾灸方法】

艾条温和灸公孙穴 10~20 分钟，每天 1 次，15~20 次为 1 个疗程。

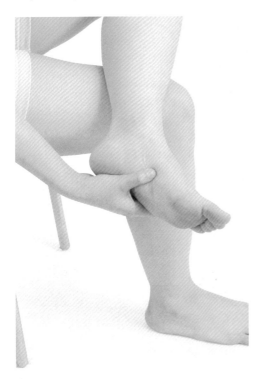
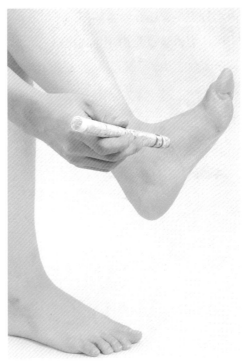

增效小妙方

白茯苓粥

原料：白茯苓粉 15 克，粳米 100 克。

做法：同煮粥，可代替主食常食用。

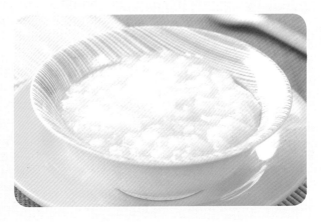

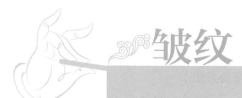

皱纹

——血气充足肌肤润

皱纹是影响女性美丽外表的"大敌"，产生皱纹的主要原因除了年龄增长、体内水分不足，还有经常闷闷不乐、急躁、孤僻、长期睡眠不足、化妆品使用不当等。中医认为，皱纹是由于气血虚弱、经脉虚竭、血气不足造成的，在相关穴位施灸能调节气血、滋养脏腑，从而预防或消除皱纹。

特效穴位：百会穴、印堂穴、颧髎穴、扶突穴、神阙穴、阳白穴、膈俞穴、肝俞穴、脾俞穴、胃俞穴、肾俞穴、大肠俞穴、翳风穴、小肠俞穴、膀胱俞穴

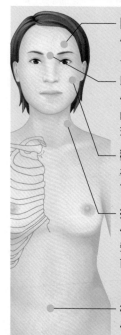

阳白
位于前额部，在瞳孔直上，眉上1寸

印堂
位于前额部，在两眉头间连线与前正中线之交点处

颧髎
在面部，在目外眦直下，颧骨下缘凹陷处

扶突
位于颈外侧部，喉结旁，在胸锁乳突肌的前、后缘之间

神阙
位于腹中部，脐中央

膈俞
位于背部，在第7胸椎棘突下，旁开1.5寸

肝俞
位于背部，在第9胸椎棘突下，旁开1.5寸

脾俞
位于背部，在第11胸椎棘突下，旁开1.5寸

胃俞
位于背部，在第12胸椎棘突下，旁开1.5寸

肾俞
位于腰部，在第2腰椎棘突下，旁开1.5寸

大肠俞
位于腰部，在第4腰椎棘突下，旁开1.5寸

小肠俞
位于骶部，在骶正中嵴旁1.5寸，平第1骶后孔

膀胱俞
位于骶部，在骶正中嵴旁1.5寸，平第2骶后孔

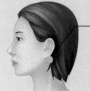

翳风
位于耳垂后，在乳突与下颌骨之间凹陷处

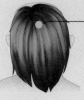

百会
位于头部，在前发际正中直上5寸，或两耳尖连线的中点处

方法一：艾条温和灸

取百会、阳白、印堂、颧髎、翳风、扶突、膈俞、肾俞、神阙等穴位，若形体虚胖加灸肝俞、脾俞、膀胱俞；形体瘦弱加灸胃俞、小肠俞、大肠俞。按照先灸头部穴位再灸四肢穴位、先灸腰背部穴位再灸胸腹部穴位、先灸上部穴位再灸下部穴位的顺序施灸。

让患者取合适的体位，施灸者点燃艾条的一端，火头对准要灸的穴位，距离皮肤3~5厘米高度施灸。每穴灸10分钟，每日一次或隔日一次，30次为一个疗程。给头部穴位施灸时，要把头发拨向一边，以加强灸治效果。

此灸法主治因血虚引起的皱纹，主要症状为面额皱纹多且明显，兼气短懒言，面色无华，腰膝酸软。

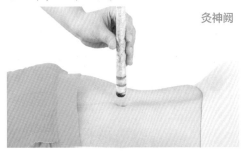

灸神阙

方法二：艾炷隔姜灸

① 取百会、阳白、印堂、颧髎、翳风、膈俞、肾俞、神阙等穴位，若体形虚胖加灸肝俞、脾俞、膀胱俞；体形瘦弱加灸胃俞、小肠俞、大肠俞。按照先灸头部穴位再灸四肢穴位、先灸腰背部穴位再灸胸腹部穴位、先灸上部穴位再灸下部穴位的顺序施灸。先将新鲜的老姜切成厚约0.3厘米的薄片，用针在上面扎数个小孔，然后把姜片放置在要灸的穴位上。

② 把中艾炷放置在姜片的中央，点燃施灸。灸治过程中若患者感觉疼痛，可把姜片略略抬起，旋即放下，反复操作以缓解疼痛。每穴灸3~5壮，隔日灸一次，睡前灸。30次为一个疗程。此灸法主治因血瘀引起的皱纹，其症状为面颈部皱纹明显，伴四肢头面偶发或继发老年斑，皮肤干燥脱屑。

灸神阙

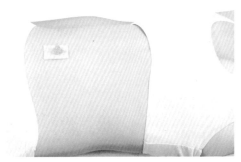

增效小妙方

简单的自我按摩配合艾灸疗法同时进行，可以有效预防和消除面部皱纹。按摩人迎穴、太阳穴、四白穴，每天早晚各一次，可促进血液循环，消除皱纹。

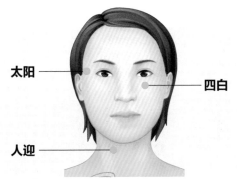

太阳　　四白　　人迎

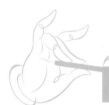

黄褐斑
——调节脏腑淡斑痕

　　黄褐斑也称肝斑和蝴蝶斑，是女性"严防死守"的对象。女性内分泌失调、精神压力大、各种疾病（肝肾功能不全、妇科病、糖尿病）、体内缺少维生素，以及外用化学药物刺激，都易引发黄褐斑。中医认为，脏腑功能失调、气血不和、肝郁气滞、气滞血瘀都会导致黄褐斑，在相关穴位施灸可调节五脏六腑，调和气血，从而达到改善症状的目的。

特效穴位：血海穴、太溪穴、迎香穴、神阙穴、气海穴、关元穴、肝俞穴、脾俞穴、肾俞穴、四白穴、曲池穴、足三里穴、三阴交穴

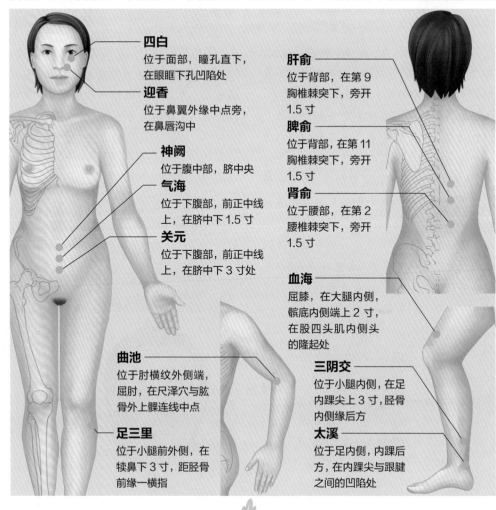

四白
位于面部，瞳孔直下，在眼眶下孔凹陷处

迎香
位于鼻翼外缘中点旁，在鼻唇沟中

神阙
位于腹中部，脐中央

气海
位于下腹部，前正中线上，在脐中下1.5寸

关元
位于下腹部，前正中线上，在脐中下3寸处

曲池
位于肘横纹外侧端，屈肘，在尺泽穴与肱骨外上髁连线中点

足三里
位于小腿前外侧，在犊鼻下3寸，距胫骨前缘一横指

肝俞
位于背部，在第9胸椎棘突下，旁开1.5寸

脾俞
位于背部，在第11胸椎棘突下，旁开1.5寸

肾俞
位于腰部，在第2腰椎棘突下，旁开1.5寸

血海
屈膝，在大腿内侧，髌底内侧端上2寸，在股四头肌内侧头的隆起处

三阴交
位于小腿内侧，在足内踝尖上3寸，胫骨内侧缘后方

太溪
位于足内侧，内踝后方，在内踝尖与跟腱之间的凹陷处

方法一：艾条雀啄灸

取四白、迎香、肝俞、脾俞、肾俞、气海、足三里、三阴交、太溪等穴位，以及黄褐斑局部皮肤，按照先灸头面部穴位再灸四肢穴位、先灸腰背部穴位再灸胸腹部穴位、先灸上部穴位再灸下部穴位的顺序施灸。

让患者取合适的体位，施灸者点燃艾条的一端，火头对准要灸的穴位，距离皮肤3厘米高度。然后施灸者手持艾条上下移动，像鸟雀啄食一样施灸，每穴灸5~10分钟。隔日一次，7次为一个疗程。

此灸法主治肝郁型黄褐斑，主要症状为胸脘痞闷、两肋胀痛、心烦易怒、腹胀便溏、月经不调。

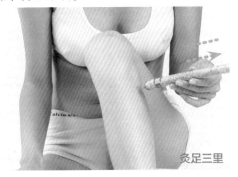

灸足三里

方法二：艾条温和灸

取曲池、血海、三阴交、肝俞、脾俞、肾俞、神阙、关元等穴位，按照先灸腰背部穴位再灸胸腹部穴位、先灸上部穴位再灸下部穴位的顺序施灸。

让患者取合适的体位，施灸者点燃艾条的一端，火头对准要灸的穴位，距离皮肤3~5厘米高度施灸，以患者感觉温热而无疼痛感为宜。每穴灸15~20分钟，以灸处皮肤潮红为度。每日或隔日一次，7次为一个疗程。

此灸法主治脾虚和肾亏导致的黄褐斑。脾虚的症状为面色萎黄、气短乏力、腹胀纳差、月经量少；肾亏的症状为面色黧黑、头晕耳鸣、腰膝酸软、五心烦热。

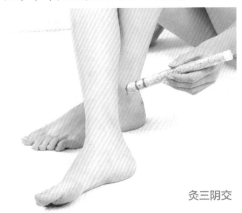

灸三阴交

增效小妙方

绿豆百合美白汤

原料： 绿豆、赤小豆、百合。

做法： 将绿豆、赤小豆、百合洗净，用适量水浸泡半小时。大火煮滚后，改以小火煮到豆熟。依个人喜好，加盐或糖调味皆可。

功效： 绿豆与百合所含的维生素能使黑色素还原，具有漂白作用。

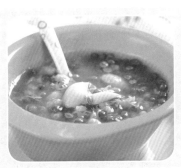

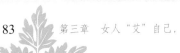

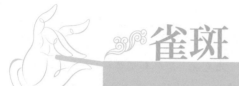

雀斑
——肌肤明亮斑点消

雀斑是一种浅褐色小斑点，针尖至米粒大小，常出现于前额、鼻梁和脸颊等处，偶尔也会出现于颈部、肩部、手背等处，给女性带来了不小的困扰。中医认为，雀斑是由精血不足、肝郁气滞、肺经风热等原因所致，在相关穴位施灸可疏经通络、调节脏腑、调和气血、祛除风邪、减淡斑痕。

特效穴位： 大椎穴、印堂穴、曲池穴、下关穴、颧髎穴、三阴交穴、颊车穴

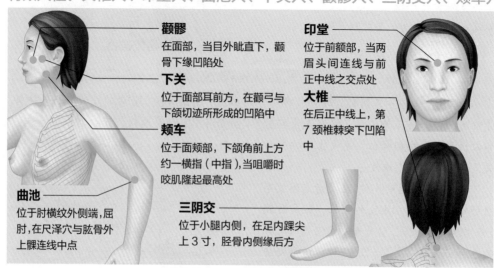

颧髎
在面部，当目外眦直下，颧骨下缘凹陷处

下关
位于面部耳前方，在颧弓与下颌切迹所形成的凹陷中

颊车
位于面颊部，下颌角前上方约一横指（中指），当咀嚼时咬肌隆起最高处

曲池
位于肘横纹外侧端，屈肘，在尺泽穴与肱骨外上髁连线中点

印堂
位于前额部，当两眉头间连线与前正中线之交点处

大椎
在后正中线上，第7颈椎棘突下凹陷中

三阴交
位于小腿内侧，在足内踝尖上3寸，胫骨内侧缘后方

【快速取穴】

两眉头连线与正中线的交点处即为印堂。

在眼外角直下的颧骨下缘凹陷处，即为颧髎。

先找到颧骨（面部中央隆起的骨头），由颧骨向耳部方向移行，就会找到颧弓，其下方有一凹陷，张口时该凹陷闭合和突起，并按之酸胀，此凹陷即为下关。

咬牙时，在其面颊部有一绷紧隆起的肌肉最高点，按之放松，即为颊车。

低头，后颈部最高的骨性隆起，即第7颈椎。其棘突下凹陷中，即为大椎。

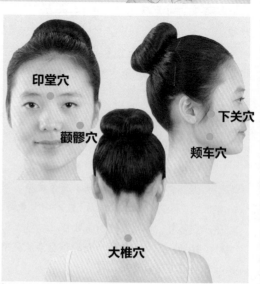

印堂穴

颧髎穴

下关穴

颊车穴

大椎穴

屈肘成直角，肘弯横纹尽头处即为曲池。

从内踝尖向上量4横指，食指上缘所在水平线与胫骨后缘的交点处，按压有酸胀感，即为三阴交。

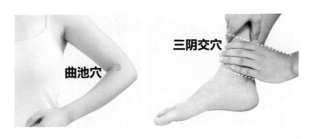

曲池穴　三阴交穴

方法一：艾条温和灸

取大椎、曲池、三阴交及雀斑局部，按照先灸头面部穴位再灸胸腹部穴位的顺序施灸。让患者取合适的体位，施灸者点燃艾条的一端，火头对准穴位，距离皮肤3~5厘米高度施灸，以患者感觉温热而无疼痛感为宜。每穴灸10~20分钟，以灸处皮肤潮红为度。每日一次或隔日一次。10次为一个疗程。

此灸法主治肾水不足引起的雀斑，症状为自幼发病，多有家族史，皮损色深而大。

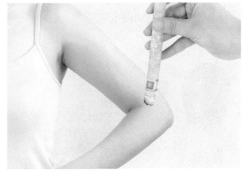

方法二：艾炷隔姜灸

① 取颧髎、颊车、下关、曲池、印堂等穴位，按照先灸头面部穴位再灸四肢穴位的顺序施灸。先将新鲜的老姜切成厚约0.3厘米的薄片，用针在上面扎数个小孔，然后让患者取合适的体位，把姜片放置在要灸的穴位上。

② 把中艾炷放置在姜片的中央，点燃施灸。灸治过程中若患者感觉疼痛，可把姜片略略抬起旋即放下，反复操作，以缓解疼痛。每穴灸3~4壮，每日一次或隔日一次。10次为一个疗程。

此灸法主治风邪外搏引起的雀斑，症状为皮损色浅而小。

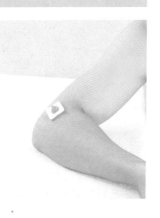

增效小妙方

蜂蜜双仁去雀斑面膜

原料：冬瓜子、桃仁、蜂蜜。

做法：将冬瓜子、桃仁晒干后磨成细粉，加入适量蜂蜜混合成黏稠的膏状。每晚睡觉前涂在雀斑上，第二天早晨洗净。敷3周，雀斑会逐渐变淡。治疗时要注意防晒。

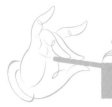

痤疮

——灸出光滑好肌肤

痤疮又名青春痘，年轻人为高发人群。有些人天生油脂分泌多，而有些人因为有着不良的生活习惯，比如热爱高热量食物、运动少、消耗少等引起。痤疮严重影响女人外表的美丽，并且会给患者带来极大的心理负担。中医认为，此病是由脾胃湿热、肝气郁结、血热瘀滞肌肤所致。在相关穴位施灸可祛除湿热，调节脏腑，活血化瘀，从而达到改善症状的目的。

特效穴位：肺俞穴、曲池穴、合谷穴、血海穴、足三里穴、三阴交穴

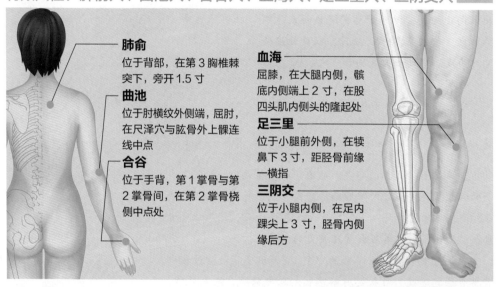

肺俞
位于背部，在第3胸椎棘突下，旁开1.5寸

曲池
位于肘横纹外侧端，屈肘，在尺泽穴与肱骨外上髁连线中点

合谷
位于手背，第1掌骨与第2掌骨间，在第2掌骨桡侧中点处

血海
屈膝，在大腿内侧，髌底内侧端上2寸，在股四头肌内侧头的隆起处

足三里
位于小腿前外侧，在犊鼻下3寸，距胫骨前缘一横指

三阴交
位于小腿内侧，在足内踝尖上3寸，胫骨内侧缘后方

【快速取穴】

先确定第7颈椎，再往下数3个突起的骨性标志，即为第3胸椎。在其棘突下，旁开1.5寸，即为肺俞。

屈肘成直角，肘弯横纹尽头处即为曲池。

两手交握，一手拇指指间横纹压在虎口上，屈指，拇指尖正对之处即是合谷。

站立，弯腰。同侧手张开虎口围住髌骨外上缘，其余四指向下，中指尖所指处即为足三里。

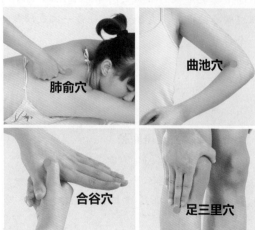

肺俞穴

曲池穴

合谷穴

足三里穴

屈膝成90°，用左手掌心对准右髌骨中央，手掌盖在膝盖上，拇指与其他四指约成45°角，拇指尖所指处即为血海。

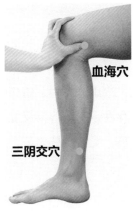

血海穴

三阴交穴

从内踝尖向上量4横指，食指上缘所在水平线与胫骨后缘的交点处，按压有酸胀感，即为三阴交。

方法一：艾炷无瘢痕灸

① 取肺俞、曲池、血海、足三里、三

方法二：艾炷隔姜灸

① 取曲池、合谷、血海、足三里、三阴交等穴位，按照先灸上部穴位再灸下部穴位的顺序施灸。先将新鲜的老姜切成厚约0.3厘米的薄片，用针在姜片上扎数个小孔，然后让患者取合适体位，把姜片放置在要灸的穴位上。

② 把中艾炷放置在姜片的中央，点燃施灸。灸治过程中，若患者感觉疼痛，可把姜片略略抬起旋即放下，反复操作，以

阴交等穴位，按照先灸腰背部穴位再灸胸腹部穴位、先灸上部穴位再灸下部穴位的顺序施灸。让患者取合适的体位，在要灸的穴位上涂抹凡士林，以黏附艾炷，防止其从皮肤上脱落。

② 把小艾炷放置在已涂抹凡士林的穴位上，点燃施灸。当患者感觉疼痛或艾炷燃近皮肤时，用镊子移去艾炷更换第2壮重新施灸。每穴灸2~3壮。若灸处皮肤呈黄褐色，可涂冰片油以防止起疱。

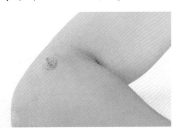

缓解疼痛。当灸完1壮时重新施第2壮。每穴灸5~7壮。每日灸1~2次。

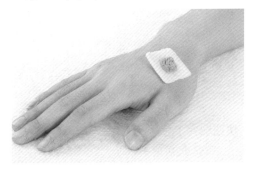

增效小妙方

绿豆薏米汤

原料：绿豆、薏米各25克，山楂10克。

做法：将绿豆、薏米、山楂洗净，加清水500毫升，泡30分钟后煮开，沸几分钟后即停火，不要揭盖，闷15分钟即可，当茶饮。每天3~5次，适用于油性皮肤。

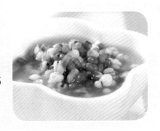

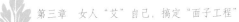

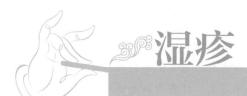

湿疹
——祛湿除邪止痛痒

湿疹为常见皮肤病，一般以红斑、水疱、渗出、糜烂、瘙痒、丘疹为特点，给女性的工作和生活带来影响。而且由于湿邪存在，湿疹容易反复发作，让人不堪其扰。中医认为本病主要与湿邪有关，湿可蕴热，发为湿热之证，久之湿则伤脾，热则伤阴血，而致虚实夹杂，反复不愈。

特效穴位：足三里穴、血海穴、三阴交穴、郄门穴

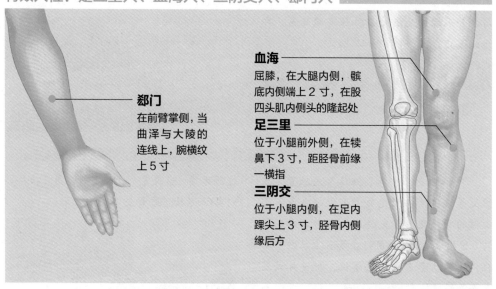

血海
屈膝，在大腿内侧，髌底内侧端上2寸，在股四头肌内侧头的隆起处

足三里
位于小腿前外侧，在犊鼻下3寸，距胫骨前缘一横指

三阴交
位于小腿内侧，在足内踝尖上3寸，胫骨内侧缘后方

郄门
在前臂掌侧，当曲泽与大陵的连线上，腕横纹上5寸

方法一：回旋灸足三里穴

【快速取穴】

屈膝，用同侧手张开虎口圈住髌骨外上缘，余4指向下，中指指尖所指处即为足三里穴，按压有酸胀感。

【艾灸方法】

艾条回旋灸足三里穴，每次灸15~20分钟。

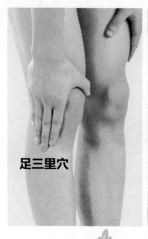

足三里穴

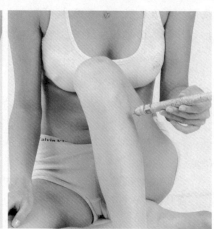

方法二：温和灸三阴交穴、血海穴、郄门穴

【快速取穴】

侧坐垂足，手4指并拢，小指下边缘紧靠内踝尖上，食指上缘所在的水平线与胫骨后缘的交点处即为三阴交穴。

侧坐屈膝，医者用左手掌心对准患者右髌骨中央，手掌伏于膝盖上，拇指与其他4指约呈45°，拇指尖所指处即为血海穴。

仰掌，微屈腕，从腕横纹向上量3横指，在掌长肌腱与桡侧腕屈肌腱之间找到内关，从内关再向上量4横指即为郄门穴。

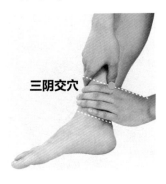

三阴交穴

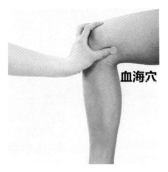

血海穴

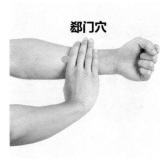

郄门穴

【艾灸方法】

每天选2~3个穴位施灸，每穴不少于15分钟，两边都灸。艾灸期间可以配合喝红糖姜茶以祛湿祛寒。

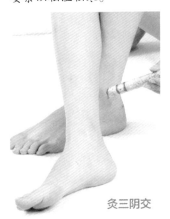

灸三阴交

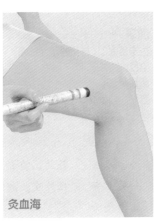

灸血海

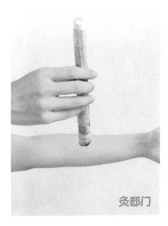

灸郄门

中医小提示

患有湿疹的女性艾灸时最好用悬起灸，因为艾灸罐湿气排不出去，会越灸越重。其他皮肤病艾灸也是这样。抽烟、喝酒、熬夜、吃辛辣刺激性食物等都是导致湿疹反复发作的因素，因此，预防和治疗湿疹还要注意调整饮食和生活习惯。

神经性皮炎
——祛除湿气通经络

神经性皮炎是以对称性皮肤粗糙肥厚、剧烈瘙痒为主要表现的皮肤性疾病，很多女性都被它纠缠过，发病时非常痛苦。本病为慢性疾病，症状时轻时重，治愈后容易复发。中医认为，此病主要是由风湿蕴肤、经气不畅所致。在相关穴位施灸可祛除湿气、疏经通络，从而达到改善症状的目的。

特效穴位： 大椎穴、曲池穴、足三里穴、合谷穴、血海穴、涌泉穴

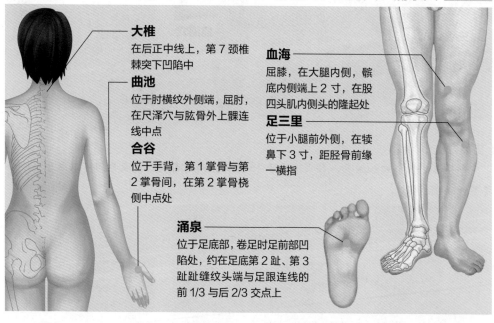

大椎
在后正中线上，第7颈椎棘突下凹陷中

曲池
位于肘横纹外侧端，屈肘，在尺泽穴与肱骨外上髁连线中点

合谷
位于手背，第1掌骨与第2掌骨间，在第2掌骨桡侧中点处

血海
屈膝，在大腿内侧，髌底内侧端上2寸，在股四头肌内侧头的隆起处

足三里
位于小腿前外侧，在犊鼻下3寸，距胫骨前缘一横指

涌泉
位于足底部，卷足时足前部凹陷处，约在足底第2趾、第3趾趾缝纹头端与足跟连线的前1/3与后2/3交点上

艾灸方法：艾炷隔蒜灸

① 取大椎、曲池、合谷、血海、足三里、涌泉、阿是穴等穴位，按照先灸上部穴位再灸下部穴位的顺序施灸。选择个头较大的蒜，切成厚约0.3厘米的薄片，用针在上面扎数个小孔，以增强其透热性。然后把蒜片放置在要施灸的穴位上。

② 把中艾炷放置在蒜片的中央，点燃艾炷施灸。当艾炷燃尽或患者感觉疼痛时需要更换艾炷。施灸4~5壮时要更换新的蒜片，重新施灸。每穴灸7壮为宜，以穴位处皮肤潮红为度。

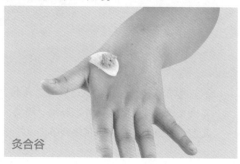

灸合谷

带状疱疹
——疏肝利胆排毒素

带状疱疹是一种急性炎症性皮肤病，发作时疼痛异常，常伴有明显神经痛，给女性带来巨大的痛苦。本病好发于成人，春秋季节多见。发病率随年龄增大而呈显著上升。中医认为，此病是由肝胆火盛、外受毒邪所致，在相关穴位施灸可驱邪排毒、疏肝利胆，从而达到改善症状的目的。

特效穴位： 肩贞穴、肝俞穴、胆俞穴、外关穴、太冲穴、侠溪穴、血海穴、曲泉穴

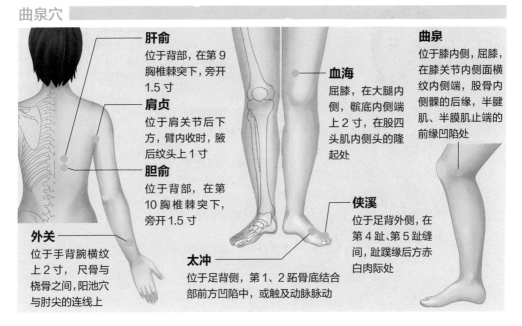

肝俞
位于背部，在第9胸椎棘突下，旁开1.5寸

肩贞
位于肩关节后下方，臂内收时，腋后纹头上1寸

胆俞
位于背部，在第10胸椎棘突下，旁开1.5寸

外关
位于手背腕横纹上2寸，尺骨与桡骨之间，阳池穴与肘尖的连线上

血海
屈膝，在大腿内侧，髌底内侧端上2寸，在股四头肌内侧头的隆起处

曲泉
位于膝内侧，屈膝，在膝关节内侧面横纹内侧端，股骨内侧髁的后缘，半腱肌、半膜肌止端的前缘凹陷处

侠溪
位于足背外侧，在第4趾、第5趾缝间，趾蹼缘后方赤白肉际处

太冲
位于足背侧，第1、2跖骨底结合部前方凹陷中，或触及动脉脉动

艾灸方法： 艾条回旋灸

取肩贞、肝俞、胆俞、外关、血海、曲泉、太冲、侠溪、阿是穴等穴位，按照先灸上部穴位再灸下部穴位的顺序施灸。建议自己灸可以灸到的穴位，便于掌控温度。

患者取合适体位，施灸者点燃艾条的一端，火头距离皮肤约3厘米，对准穴位皮肤，在皮肤上方左右往返移动，或者旋转施灸，移动范围在3厘米左右。施灸时温度以患者有温热感而无疼痛感为宜。每穴灸20~30分钟，以局部皮肤潮红为度。这样的治疗每天一次，7天为一个疗程。

此方法最适宜于急性期的治疗。

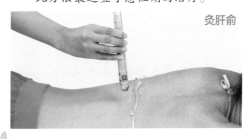

灸肝俞

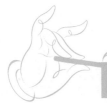

荨麻疹
——祛风散寒理肠胃

荨麻疹是一种过敏性皮疹，俗称风团，是一种皮肤病。症状是局部或全身性皮肤突然成片出现红色肿块。发病时通常伴有奇痒，不但影响外表，还会给女性带来心理方面的痛苦。中医认为，此病是由表虚、风寒、风热蕴结肌肤，或肠胃不和、湿滞郁于肌肤所致。在相关穴位施灸可以祛风散寒、调理肠胃，从而达到治疗的目的。

特效穴位： 上脘穴、中脘穴、建里穴、神阙穴、天枢穴、足三里穴

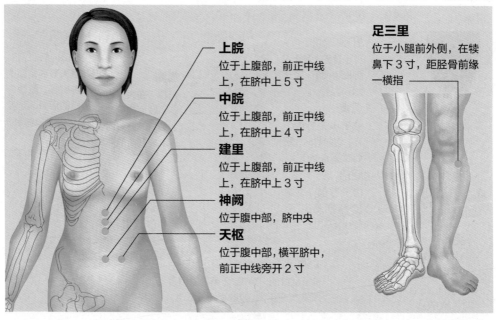

上脘
位于上腹部，前正中线上，在脐中上5寸

中脘
位于上腹部，前正中线上，在脐中上4寸

建里
位于上腹部，前正中线上，在脐中上3寸

神阙
位于腹中部，脐中央

天枢
位于腹中部，横平脐中，前正中线旁开2寸

足三里
位于小腿前外侧，在犊鼻下3寸，距胫骨前缘一横指

艾灸方法：艾炷隔姜灸

① 取上脘、中脘、建里、天枢、神阙、足三里穴中的4~5个穴位，按照先灸上部穴位再灸下部穴位的顺序施灸。先将新鲜的老姜切成厚约0.3厘米的薄片，用针在姜片上扎数个小孔，然后把姜片放置在要施灸的穴位上。

② 把中艾炷放置在姜片的中央，点燃施灸。施灸过程中，若患者感觉疼痛可将姜片略略抬起旋即放下，反复操作，以缓解皮肤灼痛。每穴灸2~3壮，以患者穴位皮肤潮红为度。这样的治疗每日1~2次，7次为一个疗程，此灸法适用于急性期的治疗。

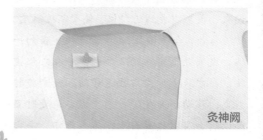

灸神阙

皮肤瘙痒症
——祛湿解表止痒快

皮肤瘙痒症是指无原发皮疹但有瘙痒的一种皮肤病，属于神经精神性皮肤病，是一种皮肤神经官能症，可见于全身或局限于肛门、阴囊或女阴部。通常为阵发性瘙痒，痒感剧烈，常在夜间加重，影响睡眠，患者会不停抓挠。皮肤干燥、受风、虫侵、精神紧张、情绪波动、喜食辛辣等都会引起皮肤瘙痒。在相关穴位施灸可清热祛湿、祛风解毒，从而改善瘙痒症状。

特效穴位：肺俞穴、膈俞穴、中府穴、风门穴、曲池穴、脾俞穴、列缺穴、章门穴、风市穴

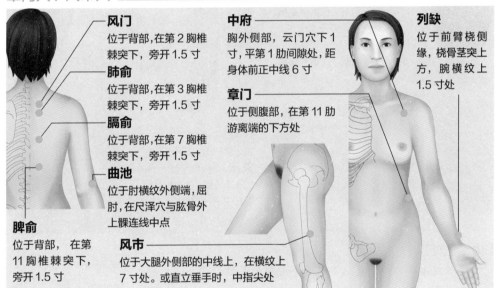

风门
位于背部，在第 2 胸椎棘突下，旁开 1.5 寸

肺俞
位于背部，在第 3 胸椎棘突下，旁开 1.5 寸

膈俞
位于背部，在第 7 胸椎棘突下，旁开 1.5 寸

曲池
位于肘横纹外侧端，屈肘，在尺泽穴与肱骨外上髁连线中点

脾俞
位于背部，在第 11 胸椎棘突下，旁开 1.5 寸

中府
胸外侧部，云门穴下 1 寸，平第 1 肋间隙处，距身体前正中线 6 寸

章门
位于侧腹部，在第 11 肋游离端的下方处

风市
位于大腿外侧部的中线上，在横纹上 7 寸处。或直立垂手时，中指尖处

列缺
位于前臂桡侧缘，桡骨茎突上方，腕横纹上1.5 寸处

艾灸方法：艾条回旋灸

取两组穴位，一组为列缺、风门、肺俞、膈俞、脾俞，一组为曲池、中府、章门、风市。每次灸疗选择一组穴位。按照先灸腰背部穴位再灸胸腹部穴位，先灸上部穴位再灸下部穴位的顺序施灸。患者取合适的体位，施灸者点燃艾条，火头距离皮肤3 厘米左右，对准穴位施灸。施灸者手持艾条左右往返移动或旋转移动，移动范围在 3厘米左右。每穴灸 20~30 分钟，每天 1 次，7 天为一个疗程。两组穴位交替使用。

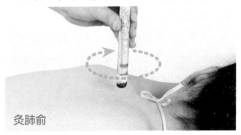

灸肺俞

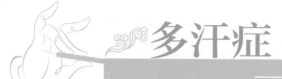

多汗症
——益气固表健体魄

多汗症是由小汗腺分泌过多所致，表现为全身（泛发性多汗症）或局部（局限性多汗症）异常地出汗过多。发病年龄多为自幼开始，至青少年期加重并伴随终身，病情严重时不仅影响工作、生活和学习，甚至会产生心理障碍、不敢参与正常社交等。中医认为，内分泌失调、体质虚弱、精神因素等都会导致多汗症。在相关穴位施灸能够调节内分泌，益气固表，提高机体的抗病能力，从而达到改善症状的目的。

特效穴位：心俞穴、脾俞穴、肾俞穴、肺俞穴、神阙穴、关元穴、足三里穴

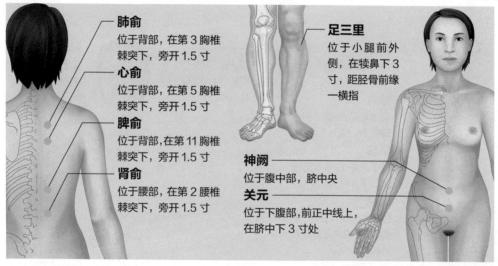

肺俞
位于背部，在第3胸椎棘突下，旁开1.5寸

心俞
位于背部，在第5胸椎棘突下，旁开1.5寸

脾俞
位于背部，在第11胸椎棘突下，旁开1.5寸

肾俞
位于腰部，在第2腰椎棘突下，旁开1.5寸

足三里
位于小腿前外侧，在犊鼻下3寸，距胫骨前缘一横指

神阙
位于腹中部，脐中央

关元
位于下腹部，前正中线上，在脐中下3寸处

【快速取穴】

先确定第7颈椎，再往下数5个突起的骨性标志，即为第5胸椎。在其棘突下，旁开1.5寸，即为心俞。

先确定第7胸椎，再向下数4个突起的骨性标志，此处为第11胸椎。在其棘突之下，旁开1.5寸处，即为脾俞。

从第12胸椎向下数2个突起的骨性标志，为第2腰椎，在其棘突之下旁开1.5寸处，即为肾俞。

先确定第7颈椎，再往下数3个突起的骨性标志，即为第3胸椎。在其棘突下，旁开1.5寸，即为肺俞。

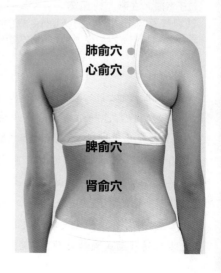

肺俞穴
心俞穴
脾俞穴
肾俞穴

在腹中部，肚脐的中央，即为神阙。

在下腹部，前正中线上，从肚脐中央向下量取4横指处，即为关元。

站立，弯腰。同侧手张开虎口围住髌骨外上缘，其余四指向下，中指尖所指处即为足三里。

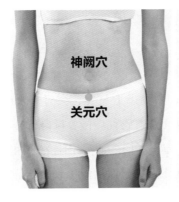

神阙穴

关元穴

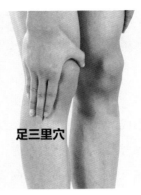

足三里穴

方法一：艾条温和灸

取肺俞、心俞、脾俞、肾俞、足三里等穴位，按照先灸上部穴位再灸下部穴位的顺序施灸。

让患者取合适的体位，施灸者点燃艾条的一端，手持艾条，让火头对准穴位皮肤，距离皮肤3~5厘米施灸，使患者穴位处皮肤有温热感而无灼痛感为宜。每穴灸15~20分钟，以患者穴位处皮肤潮红为度。施灸

时施灸者注意力要集中，避免艾灰掉落灼伤皮肤。这样的治疗每日1~2次。

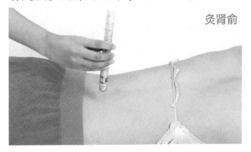

灸肾俞

方法二：艾条回旋灸

取神阙、关元穴，让患者取仰卧位，露出穴位皮肤，施灸者点燃艾条，火头距离施灸穴位皮肤3厘米左右，施灸者手持艾条在穴位上方左右往返移动或旋转移动，移动范围在3厘米左右。使穴位皮肤有温热感而无灼痛感。每穴灸10~15分钟，以穴位处皮肤潮红为度。

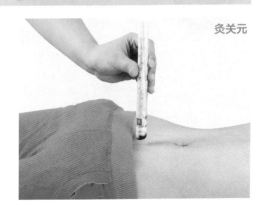

灸关元

中医小提示

多汗症的防治，首先要寻找病因，再寻求治疗疾病的方法。平时要讲究卫生，勤洗澡，勤换内衣裤和鞋袜，尽量穿柔软吸汗、透气性好的薄棉制品，不要穿化纤材料的内衣裤。饮食宜清淡，避免辛辣刺激性食物。保持心情舒畅和情绪稳定。

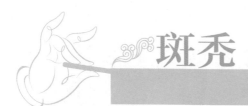

斑秃

——调和气血补肝肾

斑秃俗称"鬼剃头"，女性患上斑秃，会对外表产生很大的影响，继而对女性造成严重的心理负担。而且斑秃病程缓慢，可自行缓解和复发。中医认为，此病是由肾气不足、气血亏虚、肺气虚损、血瘀络阻等原因引起的。在相关穴位施灸可调和气血、疏经通络、调节脏腑功能，从而达到改善症状的目的。

特效穴位： 膈俞穴、肝俞穴、脾俞穴、曲池穴、肾俞穴、风池穴、太冲穴、三阴交穴、太溪穴、气海穴

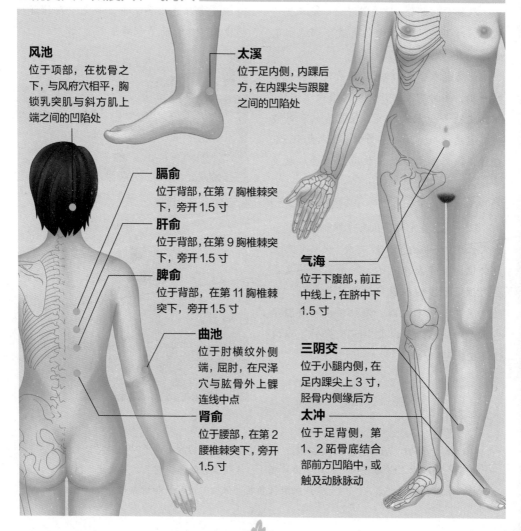

风池
位于项部，在枕骨之下，与风府穴相平，胸锁乳突肌与斜方肌上端之间的凹陷处

太溪
位于足内侧，内踝后方，在内踝尖与跟腱之间的凹陷处

膈俞
位于背部，在第7胸椎棘突下，旁开1.5寸

肝俞
位于背部，在第9胸椎棘突下，旁开1.5寸

脾俞
位于背部，在第11胸椎棘突下，旁开1.5寸

气海
位于下腹部，前正中线上，在脐中下1.5寸

曲池
位于肘横纹外侧端，屈肘，在尺泽穴与肱骨外上髁连线中点

三阴交
位于小腿内侧，在足内踝尖上3寸，胫骨内侧缘后方

肾俞
位于腰部，在第2腰椎棘突下，旁开1.5寸

太冲
位于足背侧，第1、2跖骨底结合部前方凹陷中，或触及动脉脉动

方法一：艾条温和灸

取风池、肝俞、脾俞、肾俞、膈俞、太冲、斑秃局部，按照先灸上部穴位再灸下部穴位、先灸头部穴位再灸四肢穴位的顺序施灸。

让患者取合适的体位，施灸者点燃艾条的一端，火头对准要灸的穴位，距离皮肤3~5厘米高度施灸，以患者感觉温热而无痛痛感为宜。每穴灸5~10分钟，斑秃局部灸10~20分钟，每日1次，10次为一个

疗程。主治血瘀型斑秃，主要症状为头发大片或全部脱落，日久不长，伴头痛睡眠差，胸胁胀痛，面色晦暗。

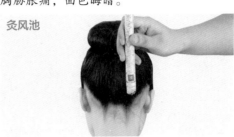

灸风池

方法二：艾炷隔姜灸

① 取风池、肝俞、脾俞、肾俞、曲池、气海、斑秃局部，按照先灸腰背部穴位再灸胸腹部穴位、先灸头面部穴位再灸四肢穴位的顺序施灸。先将新鲜的老姜切成厚约0.3厘米的薄片，用针在姜片上扎数个小孔，然后让患者取合适体位，把姜片放置在穴位上。

② 把中艾炷放置在姜片的中央，点燃施灸。灸治过程中若患者感觉疼痛，可把姜片略略抬起旋即放下，反复操作，以缓解

疼痛。每穴灸5~7壮，每日1~2次，10次为一个疗程。此灸法主治血热型斑秃，主要症状为头发脱落且头皮发痒，头皮油脂分泌物较多，伴心绪烦乱，口渴，便溏溲赤或纳差便溏，多见于青年人或肥胖者。

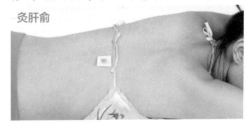

灸肝俞

方法二：艾炷隔姜灸

① 取风池、肝俞、脾俞、肾俞、三阴交、太溪、斑秃局部，按照先灸上部穴位再灸下部穴位、先灸头部穴位再灸四肢穴位的顺序施灸。先将新鲜的老姜切成厚约0.3厘米的薄片，用针在姜片上扎数个小孔，然后让患者取合适的体位，把姜片放置在要灸的穴位上。

② 把中艾炷放置在姜片的中央，点燃施灸。灸治过程中若患者感觉疼痛，可把姜片略略抬起旋即放下，反复操作，以缓解疼痛。当艾炷燃尽时更换第2壮，每穴灸5~7

壮，每日1~2次，10次为一个疗程。此灸法主治肝肾不足型斑秃，患者多数年龄较大。其主要症状为平素头发焦黄或花白，头发大片脱落，甚至全脱，伴头晕耳鸣、腰膝酸软、畏寒肢冷、面色苍白等。

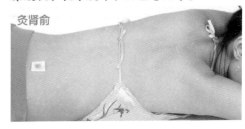

灸肾俞

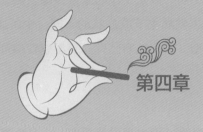

第四章

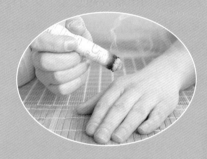

女人学会"艾"，日常小毛病不再找

日常生活中，总会有一些常见的身体小毛病困扰着女性，很多小毛病治疗嫌麻烦，不治又会妨碍生活，还会逐渐加重而影响健康。解决这些烦恼，不妨试试艾灸，坚持一段时间，很多困扰你的健康问题都会逐渐消失。

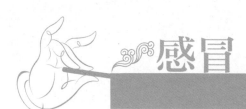

感冒

——驱除风邪升阳气

感冒是一种常见的小毛病，但是发作起来常伴随发热、咳嗽、鼻塞、流鼻涕等症状，影响生活质量。根据发病季节或症状的不同，中医通常将其分为风寒感冒、风热感冒和暑湿感冒等类型。治疗风寒感冒、暑湿感冒均可采用艾灸。

风寒感冒

风寒感冒是由于感受外邪，而出现发热恶寒、头身疼痛、鼻塞流涕等症状的疾病，俗称"伤风"。其主要症状为头痛、四肢酸楚、鼻塞流涕、咽痒咳嗽、咯稀痰、恶寒发热（或不热）、无汗，治疗应当以疏风解表为主。

特效穴位：列缺穴、风门穴、风池穴

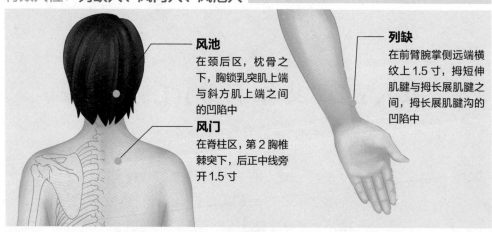

风池
在颈后区，枕骨之下，胸锁乳突肌上端与斜方肌上端之间的凹陷中

风门
在脊柱区，第2胸椎棘突下，后正中线旁开1.5寸

列缺
在前臂腕掌侧远端横纹上1.5寸，拇短伸肌腱与拇长展肌腱之间，拇长展肌腱沟的凹陷中

方法一：温和灸列缺穴

【快速取穴】

左右两手虎口交叉，一手食指压在另一手的桡骨茎突上，食指尖到达之处即列缺穴。

【艾灸方法】

艾条温和灸列缺穴5~10分钟，或艾炷无瘢痕灸3~5壮，每天1次。

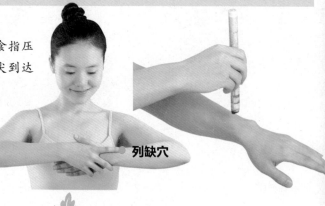

列缺穴

方法二：回旋灸风门穴

【快速取穴】

坐位，由颈背交界处椎骨的最高点（第7颈椎）向下数2个椎骨（第2胸椎），在其下向左右两侧分别量取2指宽（食指、中指并拢）即为风门穴。

【艾灸方法】

用艾条回旋灸风门穴，每次每穴灸15分钟，每天1次。

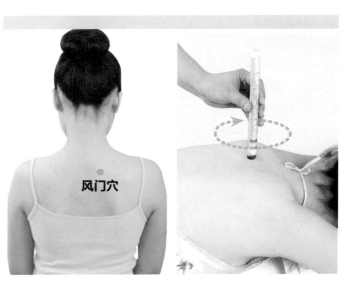

风门穴

方法三：艾条隔姜灸风池穴

【快速取穴】

坐位，在后发际上1寸水平，从耳后向后正中线摸，摸过一条明显的肌肉，该肌肉与另一肌肉之间的凹陷处，即为风池穴。

【艾灸方法】

艾条隔姜灸风池穴5~10分钟，每天1次。

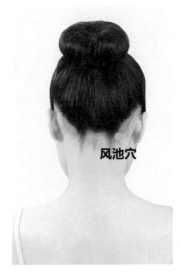

风池穴

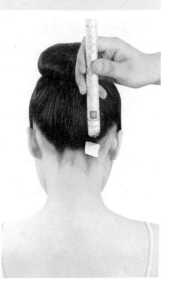

增效小妙方

艾灸治疗风寒感冒应越早越好。风寒感冒初起，若能及时灸之，则片刻阳气蒸腾、卫气运转，寒气立即消散，病即愈。病程中灸之，能迅速解除恶寒、鼻塞等症状。但若是感冒时间久了，出现喉咙干痛、鼻流黄脓涕等症状，就不要灸了。轻症亦可用生姜10克，红糖适量，煎水服用。

暑湿感冒

暑湿感冒发生于夏季，面垢身热汗出，但汗出不畅，身热不扬，身重倦怠，头昏重痛，或有鼻塞流涕，咳嗽痰黄，胸闷欲呕，小便短赤，舌苔黄腻。重症气阴两脱，则见面色苍白、汗出气短、血压下降、四肢抽搐、神志不清。急取神阙穴、关元穴艾灸以回阳救逆。

特效穴位：神阙穴、关元穴

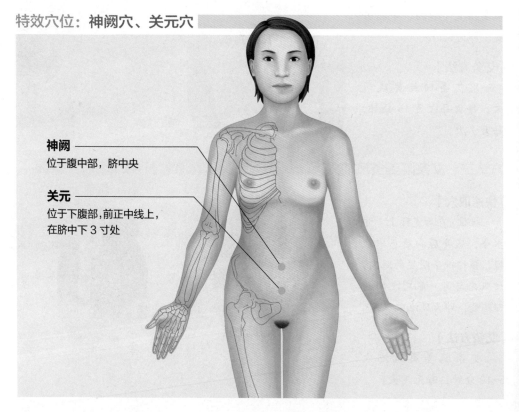

神阙
位于腹中部，脐中央

关元
位于下腹部，前正中线上，在脐中下 3 寸处

方法一：雀啄灸神阙穴

【快速取穴】

神阙穴在腹中部，肚脐中央。

【艾灸方法】

艾条雀啄灸神阙穴，灸 5~10 分钟，以局部出现深红晕为度。对小儿患者及皮肤知觉迟钝者，医者宜以左手食指和中指分置穴区两旁，以感觉灸热程度，避免烫伤。

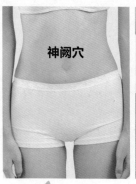

神阙穴

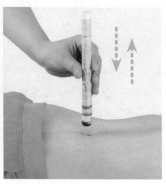

方法二：雀啄灸关元穴

【快速取穴】

从肚脐向下量3寸处（4横指宽），即为关元穴。

【艾灸方法】

艾条雀啄灸关元穴，灸5~10分钟，以局部出现深红晕为度。

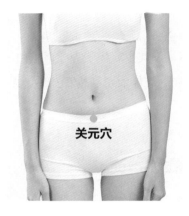

关元穴

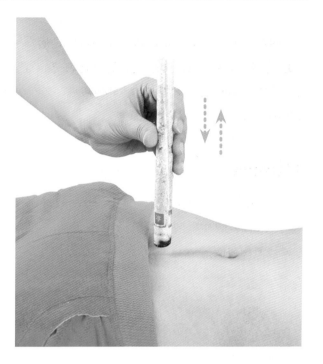

增效小妙方

新加香薷饮

原料：香薷6克，金银花9克，鲜扁豆花9克，厚朴6克，连翘6克。

做法：将以上原料加5杯水，小火煎煮至余2杯，去渣取汁。

用法：先服1杯药汁，若出汗，汗止后服第2杯即可。服用1杯后若不出汗，再服用第2杯，若还不出汗，再煎1剂服用。

功效：适用于夏季感冒。症见恶寒发热、无汗、胸闷、口渴、舌苔白腻者。

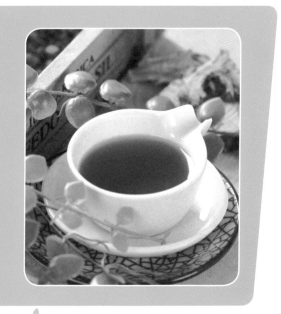

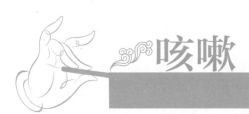

咳嗽

——健脾益气止咳快

咳嗽是人人都会经历的常见小毛病，是病毒性感冒、上呼吸道感染、急性支气管炎、急性肺炎等急性肺系疾病的主要表现。常见咳嗽多为外感咳嗽，即外感风寒暑热等所致的咳嗽，以风寒咳嗽最为常见。此外，肺气虚、肺阴虚等也会导致咳嗽，称为内伤咳嗽。

风寒咳嗽

风寒咳嗽属于外感咳嗽，因外感风寒，而致肺气不宣。其主要症状为咳声重浊、气急、喉痒、咳痰稀薄色白，常伴鼻塞、流清涕、头痛、肢体酸楚、恶寒发热、无汗等，舌苔薄白。

特效穴位：风门穴、肺俞穴、列缺穴

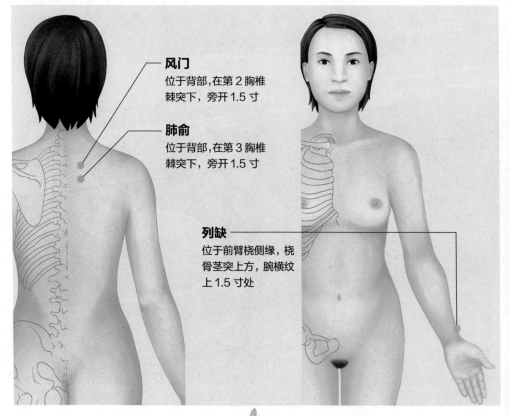

风门
位于背部，在第2胸椎棘突下，旁开1.5寸

肺俞
位于背部，在第3胸椎棘突下，旁开1.5寸

列缺
位于前臂桡侧缘，桡骨茎突上方，腕横纹上1.5寸处

方法一：温和灸风门穴、肺俞穴

【快速取穴】

由颈背交界处椎骨的最高点（第7颈椎）向下数2个椎骨（第2胸椎），在其下向左右两侧分别量取2横指宽（食指、中指并拢）即为风门穴。由颈背交界处椎骨的最高点（第7颈椎）向下数3个椎骨（第3胸椎），在其下向左右两侧分别量取2横指宽（食指、中指并拢）即为肺俞穴。

【艾灸方法】

用艾条温和灸风门穴、肺俞穴各10分钟，每天1次。

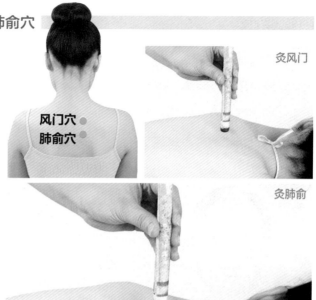

灸风门

灸肺俞

方法二：温和灸列缺穴

【快速取穴】

左右两手虎口交叉，一手食指压在另一手的桡骨茎突上，食指尖到达之处即列缺穴。

【艾灸方法】

艾条温和灸列缺穴5~10分钟，或艾炷隔姜灸3~5壮，每天1次。

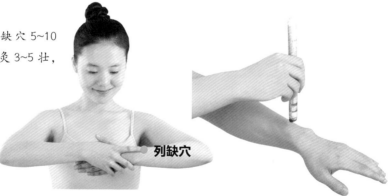

列缺穴

中医小提示

咳嗽的预防，重点在于提高机体卫外功能，增强皮毛腠理适应气候变化的能力，患感冒要及时治疗。若常自汗者，必要时可服用玉屏风散。咳嗽时要注意观察痰的变化，咳痰不爽时，可轻拍其背以促痰液咳出。

内伤咳嗽

内伤咳嗽一般由肺气虚、肺阴虚所致。其主要症状为咳嗽反复发作，尤以晨起咳甚，咳声重浊，痰多，痰黏腻或稠厚成块、色白或带灰色，胸闷气憋，痰出则咳缓、憋闷减轻。常伴体倦、腹胀、腹泻。

特效穴位：天突穴、定喘穴

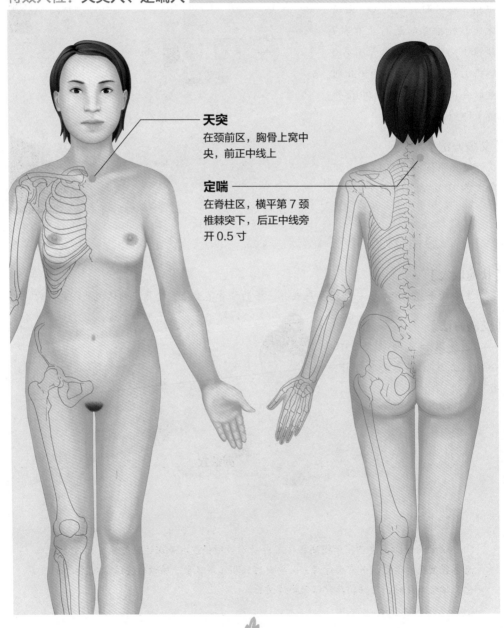

天突
在颈前区，胸骨上窝中央，前正中线上

定喘
在脊柱区，横平第 7 颈椎棘突下，后正中线旁开 0.5 寸

方法一：回旋灸天突穴

【快速取穴】

在前正中线上，两锁骨中间，胸骨上窝中央。

【艾灸方法】

用艾条回旋灸天突穴，每次灸 15 分钟，每天 1 次。

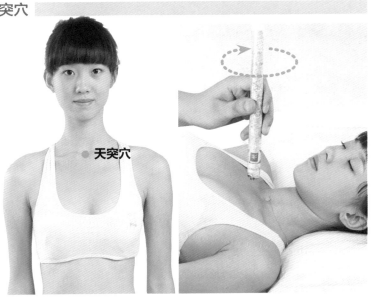

天突穴

方法二：回旋灸定喘穴

【快速取穴】

在脊柱区，坐位低头时，当颈部最高棘突下，分别向两侧旁开 0.5 寸（半横指）处即定喘穴。

【艾灸方法】

用艾条回旋灸定喘穴，每次灸 15 分钟，每天 1 次。

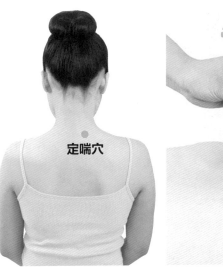

定喘穴

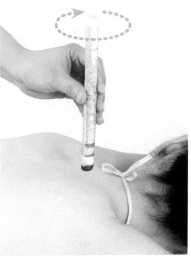

中医小提示

无论外感咳嗽或内伤咳嗽，共同病机是肺失宣肃，肺气上逆。要注意外感咳嗽慎用敛肺止咳之法，以免留邪为患；内伤咳嗽慎用宣散之法，以防发散伤正。各类咳嗽应注意：饮食上慎食肥甘厚腻之品，以免碍脾助湿生痰；忌食辛辣动火食品；戒烟，避免接触烟尘刺激。

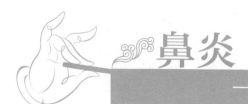

鼻炎

——强健脾胃补中益气

鼻炎是一种公认的很难被治愈的常见疾病，主要表现为鼻塞、鼻痒、流鼻涕、头昏头痛等。医学上没有特别有效的治疗方法，顶多用滴鼻子的药水改善症状。中医认为鼻炎多因脏腑功能失调，再加上外感风寒，邪气侵袭鼻窍而致，因此，治疗重点是温补肺气、健脾益气、温补肾阳，从而达到扶正祛邪的目的。

特效穴位：迎香穴、印堂穴、肺俞穴

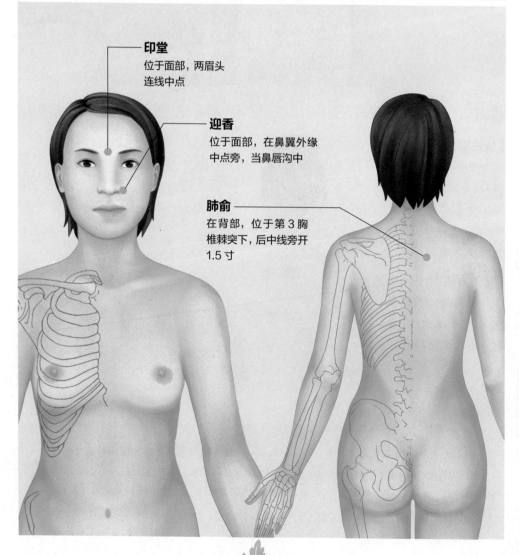

印堂
位于面部，两眉头
连线中点

迎香
位于面部，在鼻翼外缘
中点旁，当鼻唇沟中

肺俞
在背部，位于第3胸
椎棘突下，后中线旁开
1.5寸

方法一：温和灸迎香穴、鼻梁、印堂穴

【快速取穴】

在鼻翼旁开约1厘米皱纹中，即为迎香穴。两眉头连线与前正中线的交点，即为印堂穴。

【艾灸方法】

用艾条温和灸两侧迎香穴各5分钟左右，以感觉到热而能忍受为度。感觉大热时，移到鼻梁，来回几次，感觉鼻部大热后移动到印堂穴，多停留一会儿。鼻塞时这样灸，很快就能通气。小心烫伤。

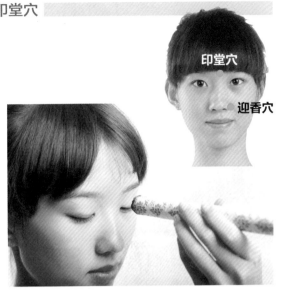

印堂穴

迎香穴

方法二：艾灸盒灸肺俞穴

【快速取穴】

找到第3胸椎，在其棘突下向两侧各旁开2横指（食指和中指），即为肺俞穴。

【艾灸方法】

用单眼艾灸盒或双眼艾灸盒艾灸，每侧约灸15分钟。

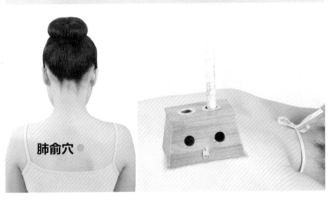

肺俞穴

中医小提示

葱白红枣鸡肉粥

原料： 红枣10枚（去核），葱白5段，鸡肉（连骨）100克，香菜10克，生姜10克，粳米100克。

做法： 将粳米、鸡肉、生姜、红枣先煮粥，粥成再加入葱白、香菜，调味服用。

用法： 每日1次。

功效： 对鼻炎遇风寒加重者有辅助疗效。

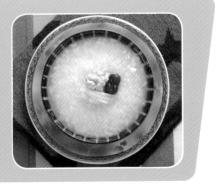

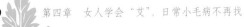

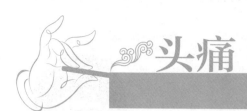

头痛

——疏经通络调气血

很多女性都认为头痛很常见，并将原因归结为家庭压力大、工作多、生活环境差等。其实，很多时候，头痛问题是女性身体发出来的一些"危险信号"，许多颅内疾病、全身性疾病、功能性或精神疾病等均可引起头痛。中医学认为，风袭经络、气血不足等是导致头痛的主要原因，艾灸相关穴位可以达到缓解疼痛的目的。

特效穴位：阿是穴、合谷穴、天柱穴

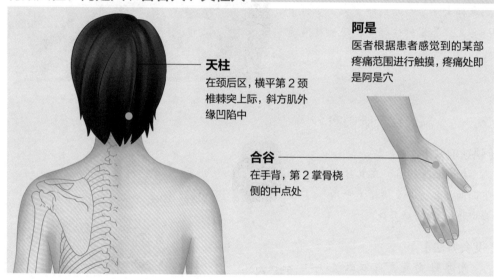

天柱
在颈后区，横平第2颈椎棘突上际，斜方肌外缘凹陷中

阿是
医者根据患者感觉到的某部疼痛范围进行触摸，疼痛处即是阿是穴

合谷
在手背，第2掌骨桡侧的中点处

方法一：隔姜灸阿是穴

【快速取穴】

阿是穴又称压痛点，多位于病变的附近。按压阿是穴时，病人有酸、麻、胀、痛、重等感觉，或在疼痛的部位出现扁平、圆形、椭圆形、条索等形状的反应物。

【艾灸方法】

找到头部的阿是穴，用艾条隔姜灸5~10分钟，每日1次。

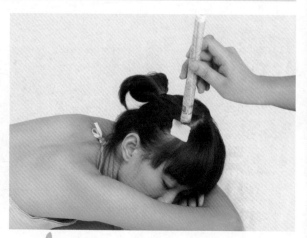

女人"爱"灸

方法二：温和灸合谷穴

【快速取穴】

以一手的拇指指间关节横纹放置在另一手虎口上，在拇指尖下即合谷穴。

【艾灸方法】

艾条温和灸合谷穴10~20分钟，每天1次。

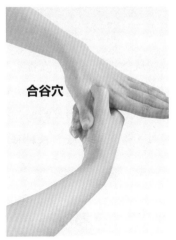
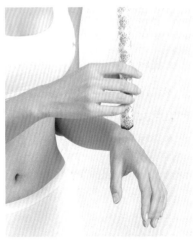

方法三：隔姜灸天柱穴

【快速取穴】

坐位，触摸颈后部，有两条大筋（斜方肌），在该大筋的外侧缘、后发际缘可触及一凹陷，即为天柱穴。

【艾灸方法】

艾条隔姜灸天柱穴5~10分钟，每天1次。

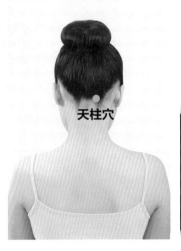
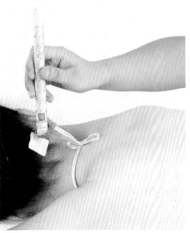

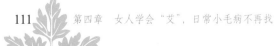

中医小提示

肝阳上亢所致头痛不宜用艾灸，其主要症状为头痛目眩，尤以头之两侧为重，伴有心烦易怒、面赤口苦、舌红苔黄等。头痛如艾灸治疗多次无效或继续加重者，应考虑有无颅脑病变，需及时治疗原发病。

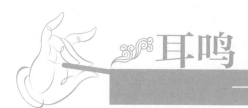

耳鸣

——宣通气血开窍聪耳

耳鸣可以发生在任何人的身上，从性别上来看，女性患耳鸣的概率要远远高于男性。这是因为现代社会，女性的压力较大，易情绪不稳，内分泌失调，这些都容易引起女性体虚，而体虚则容易引起耳鸣，症状为耳鸣时作时止，操劳时加剧，按之鸣声减弱，还可能出现头昏、腰酸、带下等症状。这种耳鸣就适合用艾灸治疗。

特效穴位：翳风穴、听会穴

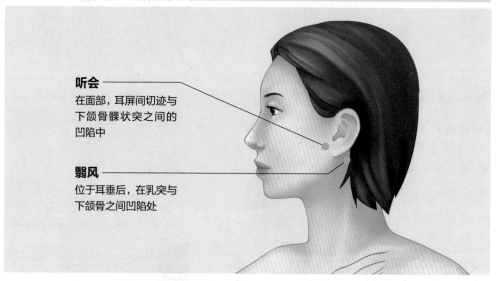

听会
在面部，耳屏间切迹与下颌骨髁状突之间的凹陷中

翳风
位于耳垂后，在乳突与下颌骨之间凹陷处

方法一：回旋灸翳风穴

【快速取穴】

侧坐位，耳垂微向内折，乳突前方凹陷处即翳风穴。

【艾灸方法】

艾条回旋灸翳风穴 10~20 分钟，每天 1 次。

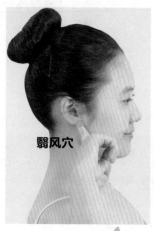

翳风穴

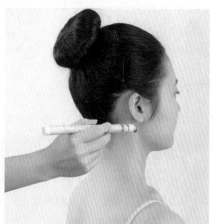

方法二：回旋灸听会穴

【快速取穴】

侧坐位，张口取穴。手置于耳屏下方，按压有一凹陷，张口时凹陷更明显，凹陷中即听会穴。

【艾灸方法】

艾条回旋灸听会穴5~10分钟，每天1次。

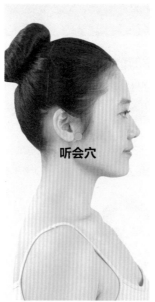

听会穴

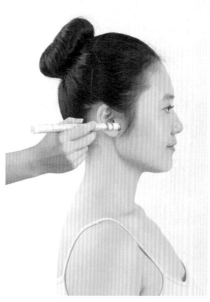

增效小妙方

外感风寒加灸外关穴、合谷穴；肾虚加灸肾俞穴、关元穴。

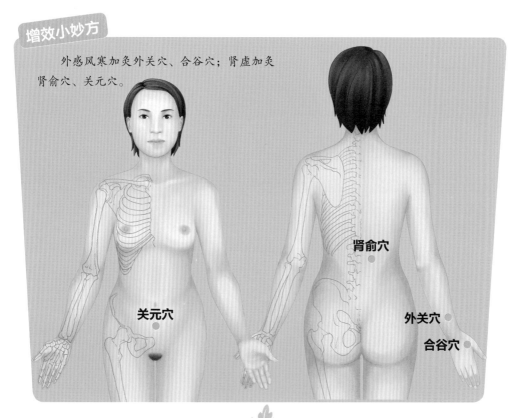

关元穴

肾俞穴

外关穴

合谷穴

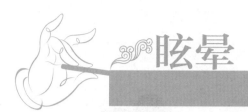

眩晕
——调节脏腑症状消

由于女人的特殊体质，发生眩晕的情况是很多见的，眩晕的原因各不相同，有心情因素，有体质因素，还可能因为身体其他疾病导致的。中医学认为眩晕多与气血不足、肝阳上亢或痰湿中阻有关，症状较轻时卧床休息就可以缓解，症状严重者可以用灸法，以培补脾肾两经。

特效穴位：关元穴、脾俞穴、肾俞穴、足三里穴

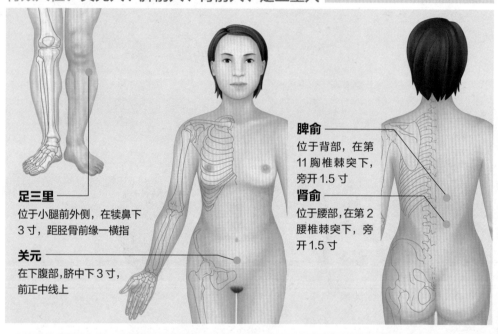

脾俞
位于背部，在第11胸椎棘突下，旁开1.5寸

肾俞
位于腰部，在第2腰椎棘突下，旁开1.5寸

足三里
位于小腿前外侧，在犊鼻下3寸，距胫骨前缘一横指

关元
在下腹部，脐中下3寸，前正中线上

方法一：回旋灸关元穴

【快速取穴】

从肚脐向下量3寸处（4横指宽）即为关元穴。

【艾灸方法】

艾条回旋灸关元穴，每次灸10~15分钟。

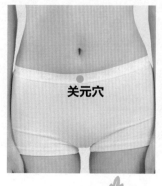

关元穴

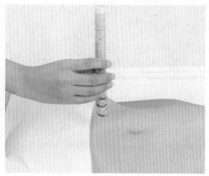

方法二：温和灸脾俞穴、肾俞穴

【快速取穴】

两肩胛骨下角水平线与脊柱相交所在的椎体为第7胸椎，向下数4个椎体（第11胸椎），在其下向左右两侧分别量取2横指宽（食指、中指并拢）即为脾俞穴。

两髂前上棘最高点的水平连线与脊柱相交所在的椎体为第4腰椎，向上数2个椎体（第2腰椎），在其下向左右两侧分别量取2指宽（食指、中指并拢）即为肾俞穴。

【艾灸方法】

用艾条温和灸脾俞穴、肾俞穴，每穴每侧各灸10分钟，每日1次。

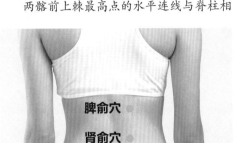

脾俞穴
肾俞穴

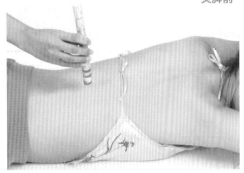

灸脾俞

方法三：回旋灸足三里穴

【快速取穴】

屈膝，用同侧手张开虎口圈住髌骨外上缘，余4指向下，中指指尖所指处即为足三里穴，按压有酸胀感。

【艾灸方法】

艾条回旋灸足三里穴，每次灸15~20分钟。

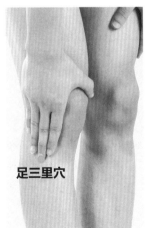

足三里穴

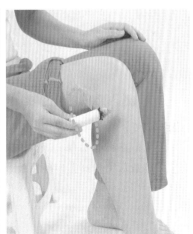

中医小提示

眩晕可见于高血压病、动脉硬化、贫血、神经官能症、耳源性疾病及脑部肿瘤等多种疾病。患者几乎都有轻重不等的头晕症状，感觉"飘飘荡荡"，没有明确转动感。眩晕的发作往往并无先兆，较难预防，应及早明确原发病，进行辨证治疗。

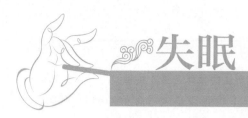

失眠
——调节脏腑平阴阳

失眠是困扰现代人的一种常见病症，而女性失眠所占的比率远远高于男性，逐渐加快的生活节奏和来自各方面的压力给越来越多的女性带来了很多困扰，导致出现女性失眠。治疗女性失眠以调节阴阳、安神为主，可选用艾灸。

特效穴位：神门穴、三阴交穴

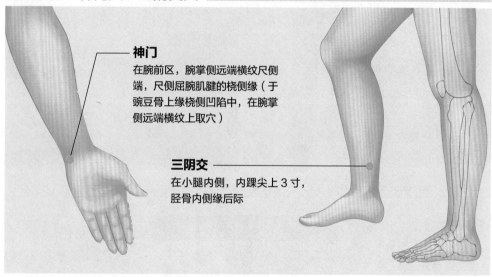

神门
在腕前区，腕掌侧远端横纹尺侧端，尺侧屈腕肌腱的桡侧缘（于豌豆骨上缘桡侧凹陷中，在腕掌侧远端横纹上取穴）

三阴交
在小腿内侧，内踝尖上 3 寸，胫骨内侧缘后际

方法一：温和灸神门穴

【快速取穴】

仰掌，在腕骨后缘，尺侧腕屈肌的桡侧，在掌后第 1 横纹上即神门穴。

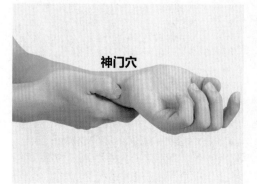

神门穴

【艾灸方法】

艾条温和灸神门穴 5~15 分钟，每天 1 次，两侧穴位皆要灸。

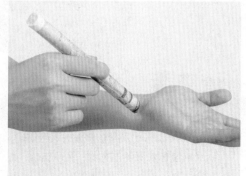

方法二：温和灸三阴交穴

【快速取穴】

侧坐垂足，手4指并拢，小指下缘紧靠内踝尖上，食指上缘所在的水平线与胫骨后缘的交点处即为三阴交穴。

【艾灸方法】

艾条温和灸三阴交穴5~10分钟，每天1次。

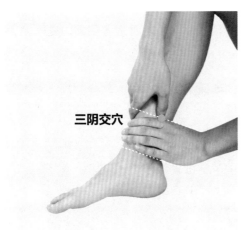

三阴交穴

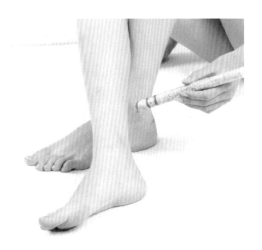

增效小妙方

在安神的基础上，根据病因辨证选穴。心脾亏损加心俞、厥阴俞、脾俞，症见多梦易醒、心悸、健忘、易汗出。肾亏加心俞、太溪，症见头晕、耳鸣、遗精、腰酸、舌红。心胆气虚加心俞、胆俞、大陵、丘墟，症见心悸多梦、喜惊易恐、舌淡。肝阳上扰配肝俞、间使、太冲，症见急躁易怒、头晕、头痛、胁肋胀痛。脾胃不和配胃俞、足三里，症见脘闷嗳气或脘腹胀痛、苔厚腻。

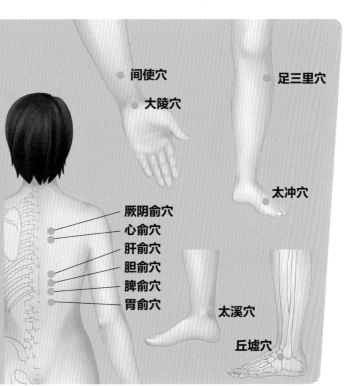

间使穴
大陵穴
足三里穴
太冲穴
厥阴俞穴
心俞穴
肝俞穴
胆俞穴
脾俞穴
胃俞穴
太溪穴
丘墟穴

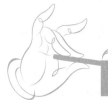

食欲不振

——健脾和胃胃口好

女性特殊的体质决定了其容易沾染寒湿，而身体长期寒湿是导致食欲不振的重要原因，因为寒湿会导致脾阳受损，脾胃功能减弱，除食欲不振外，进食时还会有隐隐的恶心感，平时也会有胃脘隐痛、嗳气吐清水、头重、身重等现象，夏季尤为明显。

特效穴位：脾俞穴、胃俞穴、足三里穴、丰隆穴

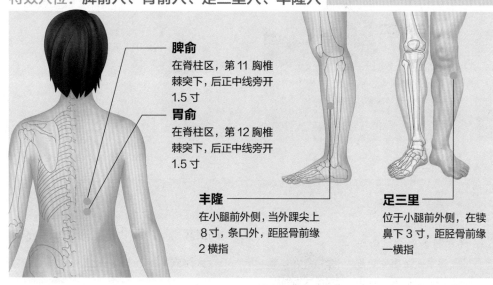

脾俞
在脊柱区，第11胸椎棘突下，后正中线旁开1.5寸

胃俞
在脊柱区，第12胸椎棘突下，后正中线旁开1.5寸

丰隆
在小腿前外侧，当外踝尖上8寸，条口外，距胫骨前缘2横指

足三里
位于小腿前外侧，在犊鼻下3寸，距胫骨前缘一横指

方法一：温和灸脾俞穴、胃俞穴

【快速取穴】

两肩胛骨下角水平线与脊柱相交所在的椎体为第7胸椎，向下数4个椎体即第11胸椎，在其下向左右两侧分别量取2横指宽（食指、中指并拢）即为脾俞穴。

脾俞穴直下1个椎体即为胃俞穴。

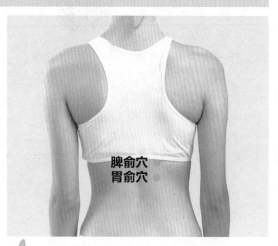

脾俞穴
胃俞穴

【艾灸方法】

艾条温和灸脾俞和胃俞5~15分钟，每天1次，两侧穴位皆要灸。

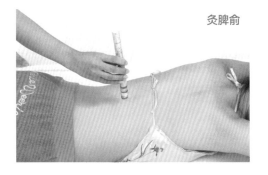

灸脾俞

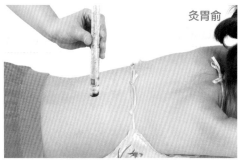

灸胃俞

方法二：温和灸足三里穴、丰隆穴

【快速取穴】

屈膝，用同侧手张开虎口圈住髌骨外上缘，余4指向下，中指指尖所指处即为足三里穴，按压有酸胀感。

正坐屈膝，丰隆穴约当犊鼻（外膝眼）与解溪（足背踝关节横纹中央凹陷处）的中点。

【艾灸方法】

艾条温和灸足三里穴、丰隆穴，每次每穴各灸15分钟，两侧都要灸。

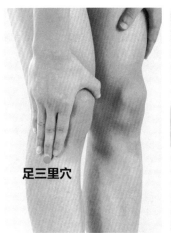

足三里穴

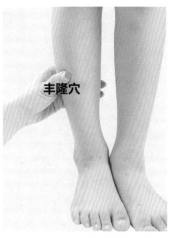

丰隆穴

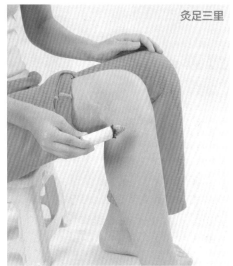

灸足三里

中医小提示

除寒湿困脾引起的食欲不振外，过度的体力劳动或脑力劳动、饥饱不均、情绪紧张、过度疲劳、暴饮暴食、酗酒吸烟、食用生冷食物、长期服用药物、饱食后运动等也都会导致食欲不振。因此对于食欲不振要根据病因做针对性调理。

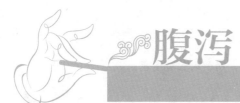

腹泻
——调和脾胃祛寒邪

腹泻是生活常见病。急性腹泻会使电解质紊乱，多为寒湿、湿热所致，慢性腹泻会造成营养不良和贫血，多为脾虚或肾虚所致。治疗以疏调胃肠气机、健脾胃、温肾阳为主。

特效穴位：中脘穴、天枢穴、足三里穴、脾俞穴

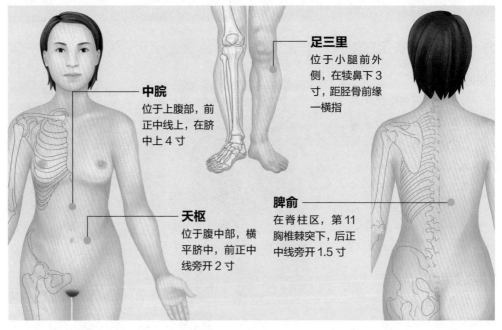

足三里
位于小腿前外侧，在犊鼻下3寸，距胫骨前缘一横指

中脘
位于上腹部，前正中线上，在脐中上4寸

天枢
位于腹中部，横平脐中，前正中线旁开2寸

脾俞
在脊柱区，第11胸椎棘突下，后正中线旁开1.5寸

方法一：温和灸足三里穴

【快速取穴】

屈膝，用同侧手张开虎口圈住髌骨外上缘，余4指向下，中指指尖所指处即为足三里穴，按压有酸胀感。

【艾灸方法】

艾条温和灸足三里穴，每次灸15~20分钟，急性腹泻每天灸2次，直到腹泻停止。

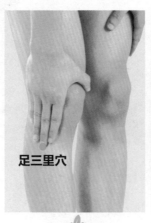

足三里穴

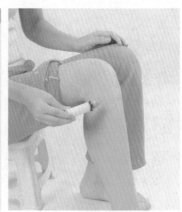

方法二： 隔姜灸中脘穴、天枢穴

【快速取穴】

中脘穴位于上腹部，肚脐（神阙穴）与胸剑结合（胸骨最低处）连线的中点处。

天枢穴位于中腹部，肚脐左右3横指宽（食指、中指、无名指并拢）处。

【艾灸方法】

艾炷隔姜灸中脘穴、天枢穴各3~5壮，急性腹泻每天灸2次，直到腹泻停止。

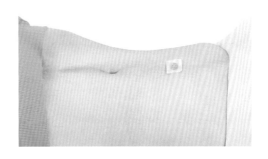

灸中脘

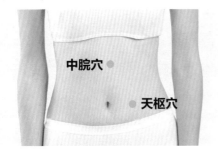

方法三： 温和灸脾俞穴

【快速取穴】

两肩胛骨下角水平线与脊柱相交所在的椎体为第7胸椎，向下数4个椎体（第11胸椎），在其下向左右两侧分别量取2横指宽（食指、中指并拢）即为脾俞穴。

【艾灸方法】

艾条温和灸脾俞穴，每次灸15~20分钟，急性腹泻每天灸2次，直到腹泻停止。

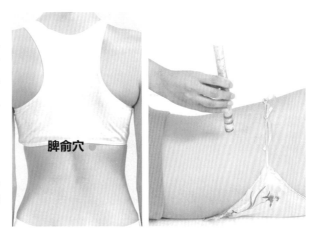

增效小妙方

生姜茶

原料：生姜9克，红茶5克。

做法：将以上原料以开水冲泡即可饮用。

用法：每日1剂，不拘时频饮。可在艾灸后温饮，增强祛寒湿效果。

功效：辛温散寒，固肠止泻，适用于寒湿腹泻，症见大便清稀、身寒喜温。

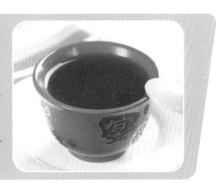

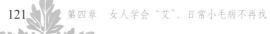

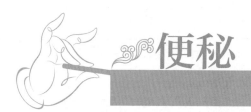

便秘
——生津润燥理肠胃

现代女性因为压力过大、不良生活习惯等因素的影响，很容易受到便秘的困扰。如果是阴寒凝结、阳虚不运所致的便秘也称为寒秘、冷秘，症状为腹冷痛、喜热畏寒、苔白润等。治疗时常用温下而兼润燥之法，宜用艾灸。

特效穴位：上巨虚穴、天枢穴、神阙穴、气海穴

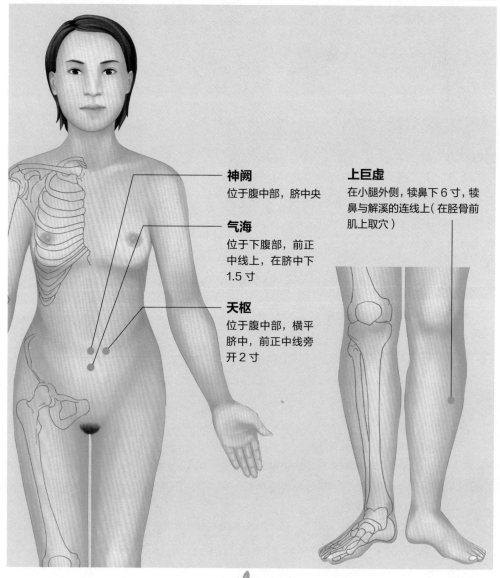

神阙
位于腹中部，脐中央

气海
位于下腹部，前正中线上，在脐中下1.5寸

天枢
位于腹中部，横平脐中，前正中线旁开2寸

上巨虚
在小腿外侧，犊鼻下6寸，犊鼻与解溪的连线上（在胫骨前肌上取穴）

方法一： 温和灸上巨虚穴

【快速取穴】

正坐屈膝，下肢用力蹬直时，膝盖下面内外边均可见一凹陷，外侧的凹陷处为犊鼻穴。从犊鼻穴向下量两个4横指（即6寸），在胫骨、腓骨之间可触及一凹陷，即上巨虚穴。

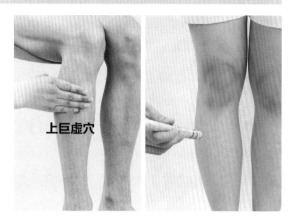

上巨虚穴

【艾灸方法】

艾条温和灸上巨虚穴10~20分钟，每天1次。

方法二： 隔姜灸天枢穴、神阙穴、气海穴

【快速取穴】

天枢穴位于中腹部，肚脐左右3指宽（食指、中指、无名指并拢）处。

神阙穴在腹中部，肚脐中央。

从肚脐中央向下量约2横指宽（食指和中指并拢）处即气海穴。

【艾灸方法】

艾炷隔姜灸天枢穴、神阙穴、气海穴，每穴灸3~5壮，每天1次。

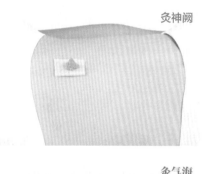

灸神阙

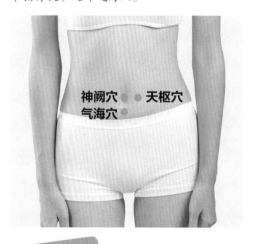

神阙穴 ● ● 天枢穴
气海穴 ●

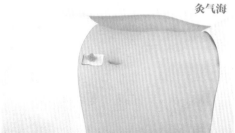

灸气海

中医小提示

实秘（实秘是大肠燥热、气滞等所致的便秘。表现为大便干结、腹部胀满、身热烦躁、口干口臭、小便黄等）不宜艾灸。实秘的常见症状为便次减少，常3~5日或更长时间1次，艰涩难下。

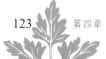

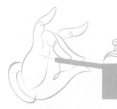

落枕
——舒筋散寒解疼痛

很多女性一觉醒来发现颈部背部出现明显酸痛，严重的时候甚至连脖子都难以转动，疼痛剧烈，导致活动不便，这就是落枕。落枕是一种常见病，多发于青壮年，以冬春季多见。艾灸大杼、落枕等穴，可温经散寒、舒经活络，缓解落枕导致的疼痛，并能改善易落枕的症状。

特效穴位：落枕穴、大杼穴、后溪穴

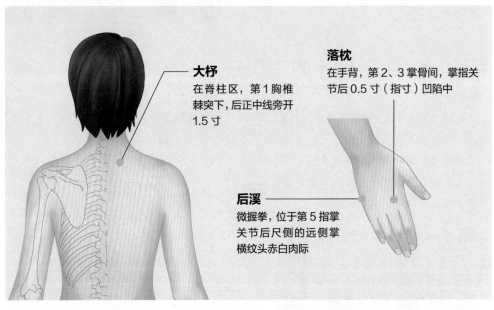

大杼
在脊柱区，第1胸椎棘突下，后正中线旁开1.5寸

落枕
在手背，第2、3掌骨间，掌指关节后0.5寸（指寸）凹陷中

后溪
微握拳，位于第5指掌关节后尺侧的远侧掌横纹头赤白肉际

方法一：温和灸落枕穴

【快速取穴】

落枕穴又称外劳宫穴，与劳宫穴相对。取穴时可先取劳宫穴，握拳屈指，中指尖点到处即劳宫穴，与其相对的掌背处第2、3掌骨间即落枕穴。

【艾灸方法】

艾条温和灸落枕穴，每次灸10~15分钟。双手穴位皆要灸。

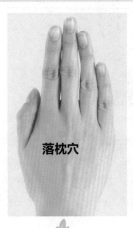

落枕穴

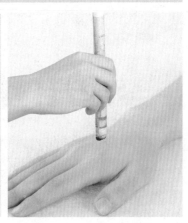

方法二：温和灸大杼穴

【快速取穴】

正坐低头，找到项背交界处椎骨的最高点（第7颈椎），向下数1个椎体，棘突下旁开2横指处即大杼穴，按压有酸胀感。

【艾灸方法】

用艾条温和灸大杼穴，每次每侧穴位灸10分钟，每日1次。也可用双眼艾灸罐同时灸双侧大杼穴。

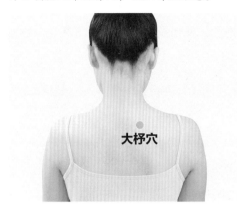

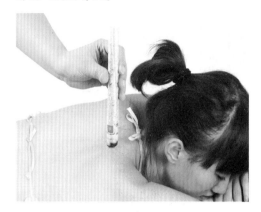

方法三：温和灸后溪穴

【快速取穴】

握拳，掌横纹头赤白肉际突出来的地方即是后溪穴。

【艾灸方法】

艾条温和灸后溪穴，每次灸10分钟。双手穴位皆要灸。

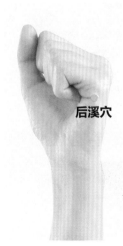

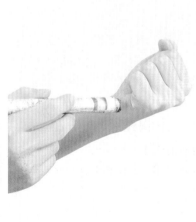

增效小妙方

热敷可促进局部血液循环，起到温经散寒的作用，缓解肌肉痉挛。将热水袋或盐袋（40~45℃为宜，接触皮肤时应没有灼痛感）敷于患处10~15分钟，每天敷3~4次。敷后配合适当活动头颈部，缓缓前屈、后仰、左右侧偏及旋转头部。动作应缓慢进行，切不可用力过猛。

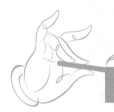

肩周炎

——经络通畅气血活

肩周炎主要表现为肩关节疼痛、关节各方向活动障碍，严重影响女性日常工作和生活。中医认为肩周炎的形成有内、外两个因素。内因是年老体弱，肝肾不足，气血亏虚；外因是风寒湿邪侵袭肩部，经脉拘急，外伤及慢性劳损。艾灸对内外因所致肩周炎均有改善作用。

特效穴位：肩髎穴、肩髃穴

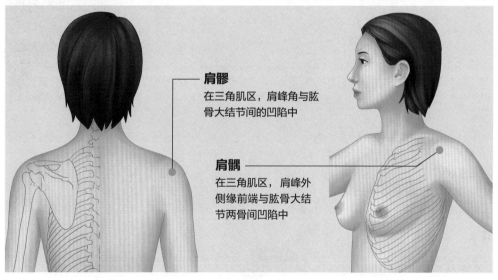

肩髎
在三角肌区，肩峰角与肱骨大结节间的凹陷中

肩髃
在三角肌区，肩峰外侧缘前端与肱骨大结节两骨间凹陷中

方法一：温和灸肩髎穴

【快速取穴】

臂外展，肩部会出现两个凹陷，肩峰后下方的凹陷处即是肩髎穴。

【艾灸方法】

用艾条温和灸肩髎穴，每次灸 10~15 分钟，每天 1 次。两侧穴位交替进行。在温和灸的过程中，被灸者能感到体内气感有循经脉传导的感觉。

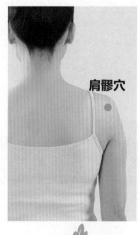

肩髎穴

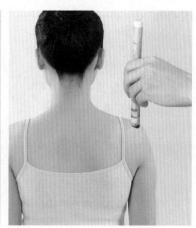

方法二：温和灸肩髃穴

【快速取穴】

臂外展或平举，肩部会出现两个凹陷，肩峰前下方凹陷处即是肩髃穴。

【艾灸方法】

用艾条温和灸肩髃穴，每次灸10~15分钟，每天1次。两侧穴位交替进行。

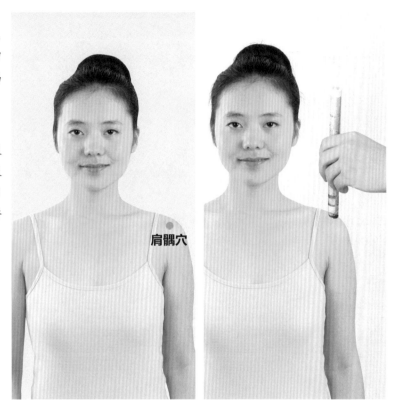

肩髃穴

增效小妙方

八仙逍遥汤

原料： 防风、荆芥、川芎、甘草各3克，当归、黄柏各6克，苍术、丹皮、川椒各9克，苦参15克。

用法： 将上药装入布袋内，扎口煎汤。艾灸后，熏洗伤处，亦可用药在肩部热敷。每日1~2次，每次10~15分钟。每付药，天热时用1~3天，天冷时可用3~5天。

功效： 祛风除湿，消肿止痛。主治肿硬疼痛以及感受风寒湿所引起的筋骨酸痛等症。

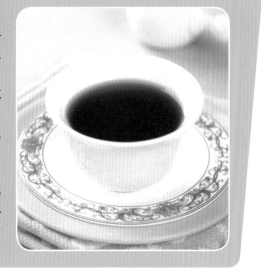

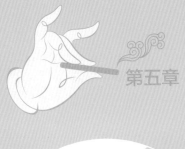

第五章

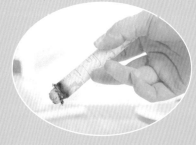

女人因时而灸，四季艾灸大不同

四季之气不同，养生各有侧重，艾灸也当
遵循季节特点，外应自然，内合身体，才能起
到事半功倍的效果。

春阳升发，
艾灸以防风固关为主

春季气温不定，冷暖交织。人们很容易受到风热之邪的侵袭，造成体温调节机制紊乱、免疫功能下降而引发各种疾病。女性体质虚寒，更容易被忽冷忽热的天气和升发的阳气所扰，所以女性春季养生保健应特别重视防风固关，使体内各个脏器、气血阴阳之间达到平衡，预防疾病的发生。艾灸合谷穴、太冲穴、风门穴可固守关防，抵御风邪入侵。

特效穴位： 合谷穴、太冲穴、风门穴

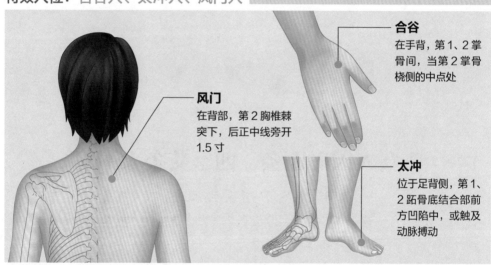

风门
在背部，第 2 胸椎棘突下，后正中线旁开 1.5 寸

合谷
在手背，第 1、2 掌骨间，当第 2 掌骨桡侧的中点处

太冲
位于足背侧，第 1、2 跖骨底结合部前方凹陷中，或触及动脉搏动

方法一： 雀啄灸合谷穴

【快速取穴】

两手交握，一手拇指指间横纹压在另一手虎口上，屈指，拇指尖正对处即为合谷穴。

【艾灸方法】

用艾条雀啄灸合谷穴 15 分钟，每天 1 次。

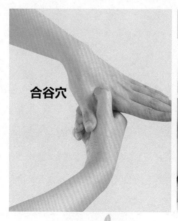

合谷穴

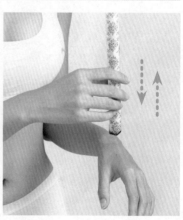

方法二：回旋灸太冲穴

【快速取穴】

从第1、2跖骨间，向后推移至底部的凹陷中即太冲穴。

【艾灸方法】

艾条回旋灸太冲穴15分钟，每天1次。

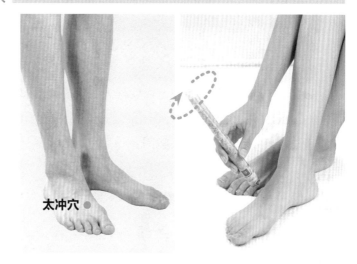

太冲穴

方法三：雀啄灸风门穴

【快速取穴】

坐位，由项背交界处椎骨的最高点（第7颈椎）向下数2个椎体（第2胸椎），在其下向左右两侧分别量取2指宽（食指、中指并拢）即为风门穴。

【艾灸方法】

用艾条雀啄灸两侧风门穴各15分钟，每天1次。

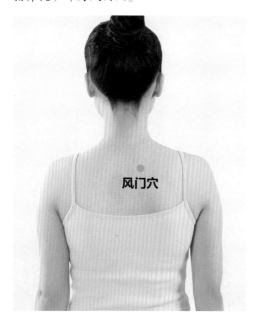

风门穴

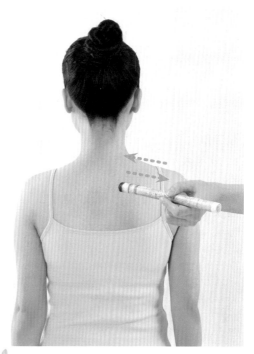

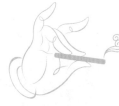

夏季湿热，艾灸以健脾除湿为要

夏季气候以"湿"为特点，而女性尤其容易被湿邪趁机而入，因此，女性夏季养生的要点是提防湿邪入侵，要注重健脾除湿。艾灸可取神阙穴补气健脾、除湿，中脘穴健脾和胃，丰隆穴祛湿除困。

特效穴位： 神阙穴、中脘穴、丰隆穴

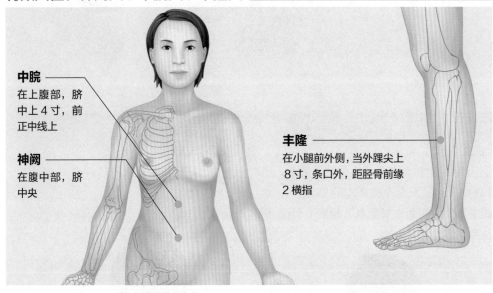

中脘
在上腹部，脐中上4寸，前正中线上

神阙
在腹中部，脐中央

丰隆
在小腿前外侧，当外踝尖上8寸，条口外，距胫骨前缘2横指

方法一： 隔姜灸神阙穴

【快速取穴】
　　神阙穴位于肚脐正中央。

【艾灸方法】
　　艾炷隔姜灸神阙穴3～5壮，每月10次左右，晚上施灸为佳。每次以感到局部温热舒适、稍有红晕为度。

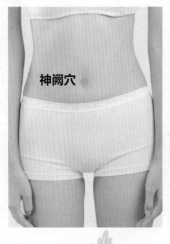

神阙穴

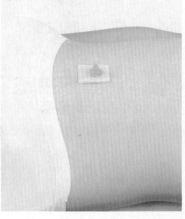

方法二：温和灸中脘穴

【快速取穴】

中脘穴位于上腹部，肚脐（神阙穴）与胸剑联合连线的中点处。

【艾灸方法】

艾条温和灸中脘穴 10 ~ 15 分钟，隔天1 次，腹胀、腹泻者可每天 1 次。

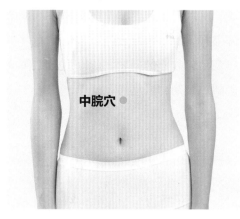

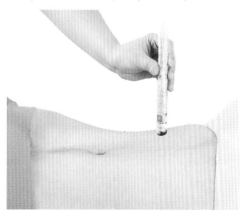

方法三：温和灸丰隆穴

【快速取穴】

正坐屈膝，在犊鼻和外踝尖之间连一条线，在这条线的中点处，腓骨略前方按压有沉重感的地方即丰隆穴。

【艾灸方法】

艾条温和灸丰隆穴 15 分钟，可有效健脾化湿。高脂血症者也可常灸。

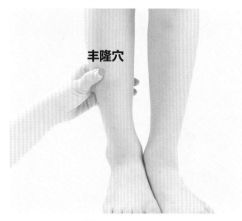

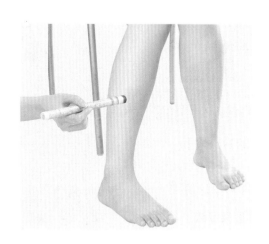

增效小妙方

夏季天气炎热，很多人穿得较少，容易给外邪入侵的机会。特别是艾灸后要及时穿衣，不要裸露身体，尤其是施灸部位。

秋季干燥，补充阳气正当时

艾灸适合补充阳气，很多女性是阳虚体质，所以到了秋冬非常适宜用艾灸的方法补阳，可取关元穴施灸，以补肾壮阳、补虚益损，壮一身之元气。

此外，秋季冷热交替刺激，很多女性会出现消化方面的问题，所以也要注意调理脾胃，可多灸足三里穴、脾俞穴，以强壮脾胃，预防胃肠病等。

特效穴位：关元穴、足三里穴、脾俞穴

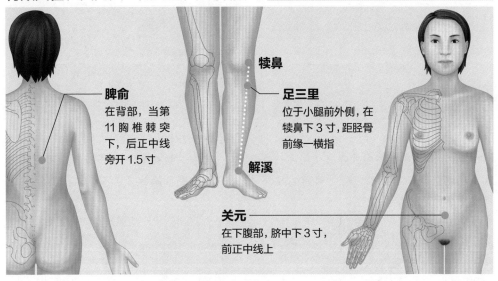

脾俞
在背部，当第11胸椎棘突下，后正中线旁开1.5寸

犊鼻

足三里
位于小腿前外侧，在犊鼻下3寸，距胫骨前缘一横指

解溪

关元
在下腹部，脐中下3寸，前正中线上

方法一：温和灸关元穴

【快速取穴】

从脐中向下量取4横指，前正中线上。

【艾灸方法】

点燃艾条，对准关元穴进行熏灸，每次约15分钟，以感到舒适无灼痛感，皮肤潮红为度。每月可灸10次。

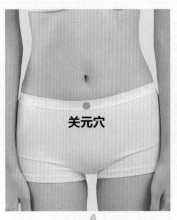

关元穴

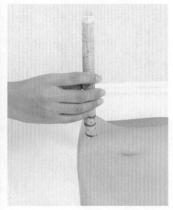

方法二：温和灸足三里穴

【快速取穴】

用同侧手张开虎口围住髌骨外上缘，余4指向下，中指指尖所指处即为足三里穴，按压有酸胀感。

【艾灸方法】

将艾条点燃，悬于足三里穴位上灸15分钟左右，以穴位处有微微的灼热感为宜。隔天灸1次。

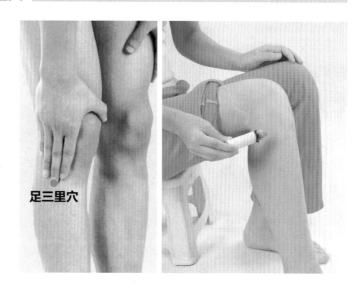

足三里穴

方法三：回旋灸脾俞穴

【快速取穴】

两肩胛骨下缘连线中点为第7胸椎，往下数4个椎体即第11胸椎，在其棘突下，向两侧分别量2横指（食指、中指并拢）即脾俞穴。

【艾灸方法】

用艾条回旋灸脾俞穴10~15分钟，脾虚泄泻者可每天灸1次，用来保健可隔天1次，每月10次。

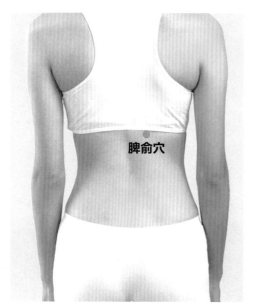

脾俞穴

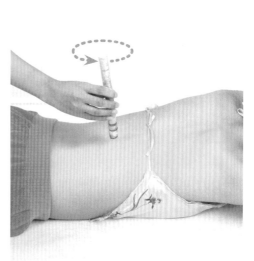

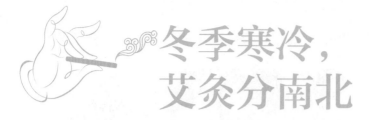

冬季寒冷，
艾灸分南北

冬季属水，是一年中阴气弥漫的时候，女性属阴，在冬天尤其容易受到疾病的侵扰。为了增强体质，女性可以在冬季适当进补。而冬季最重要的是补肾，艾灸在温阳驱寒方面有独到的优势，非常适合冬季养生之用。

由于南方与北方气候不同，女性冬季艾灸养生重点也有不同。

南方多湿，宜温阳化湿

南方冬季除了寒冷，还有阴湿的特点，所以祛寒湿的重点在于温阳化湿。可取关元穴以温阳固本，百会穴以提升阳气，阴陵泉穴以祛寒化湿。

特效穴位： 关元穴、阴陵泉穴、百会穴

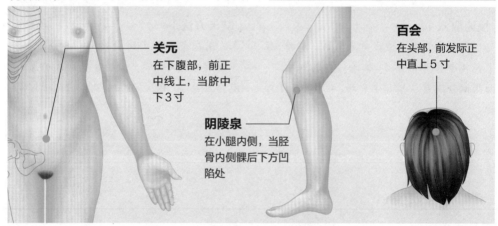

关元
在下腹部，前正中线上，当脐中下3寸

阴陵泉
在小腿内侧，当胫骨内侧髁后下方凹陷处

百会
在头部，前发际正中直上5寸

方法一： 温和灸关元穴

【快速取穴】

从脐中向下量取4横指，前正中线上。

【艾灸方法】

点燃艾条，对准关元穴进行熏灸，每次约15分钟，以感到舒适无灼痛感、皮肤潮红为度。可隔天灸1次。

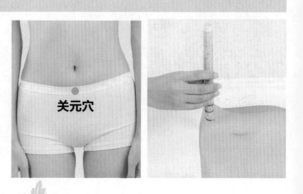

关元穴

方法二：温和灸阴陵泉穴

【快速取穴】

用拇指沿小腿内侧骨内缘由下往上推，至拇指到膝关节下时，在胫骨向内上弯曲处可触及一凹陷处即为阴陵泉穴，按压有酸胀感。

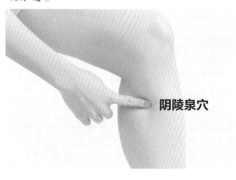

阴陵泉穴

【艾灸方法】

用艾灸温和灸 5~10 分钟，以有温热感散发至膝部为宜。可隔天灸 1 次。

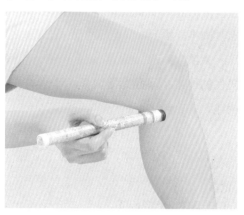

方法三：温和灸百会穴

【快速取穴】

取正坐或仰卧位，在头部，两耳尖连线与眉间的中心线交会处的凹陷处，用指尖按压此穴位有疼痛感。

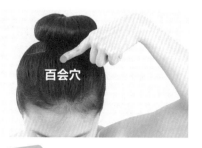

百会穴

【艾灸方法】

用艾条温和灸 5~10 分钟，注意火力不要过大，以免烫伤头发。

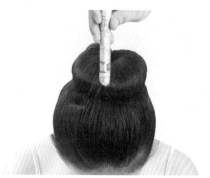

增效小妙方

南方冬季湿寒，容易导致腰痛、膝关节肿痛、肩周炎等。可以通过自制外用祛寒药酒来缓解。

取花椒 50 克，放入 250 毫升白酒 (55 度) 中浸泡。整粒的花椒要浸泡 1 周后再使用。或将花椒放入粉碎机里打成粉状，泡 1~2 天就可以用了。花椒性温，可温中散寒，能除六腑寒冷，并能通血脉、调关节、暖腰膝。用花椒酒擦在疼痛的部位，上下来回搓，搓热后可以直接用艾灸，也可以焐上热水袋，注意不要烫伤，可隔衣服焐。

北方多寒，宜温阳滋阴

北方冬季的气候特点是寒冷和干燥，所以温阳的同时也要注意滋阴润燥。艾灸可选肾俞穴以温阳驱寒，太溪穴、涌泉穴以滋阴养肾。

肾俞穴具有益肾助阳、纳气利水的作用，是补肾阳的首选穴位，艾灸肾俞穴能强肾固本、温肾壮阳，最宜冬季驱寒之用。

太溪穴为肾经输穴、原穴，长于滋阴补肾、通调三焦，原穴也就是肾脏的元气居住的地方，因此太溪穴是一个大补穴，具有滋肾阴、补肾气、壮肾阳、理胞宫的功能。

涌泉穴是肾经首穴，灸之能让肾水充足，滋养全身。

特效穴位： 肾俞穴、太溪穴、涌泉穴

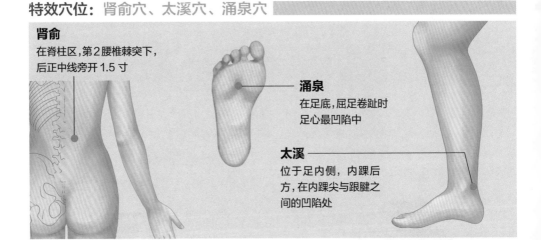

肾俞
在脊柱区，第2腰椎棘突下，后正中线旁开1.5寸

涌泉
在足底，屈足卷趾时足心最凹陷中

太溪
位于足内侧，内踝后方，在内踝尖与跟腱之间的凹陷处

方法一： 回旋灸肾俞穴

【快速取穴】

两髂前上棘最高点的水平连线与脊柱相交所在的椎体为第4腰椎，向上数2个椎体（第2腰椎），在其下向左右两侧分别量取2横指宽（食指、中指并拢）即为肾俞穴。

【艾灸方法】

用艾条回旋灸肾俞穴，每次每侧各15分钟左右，隔天1次。每月灸10次。或用艾炷无瘢痕灸，每次3~5壮，隔天1次。

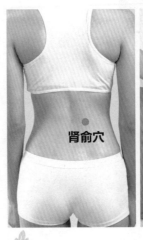

肾俞穴

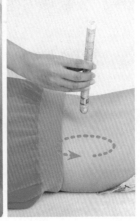

方法二：温和灸太溪穴

【快速取穴】

内踝后缘与跟腱前缘的中间，与内踝尖平齐处即太溪穴。

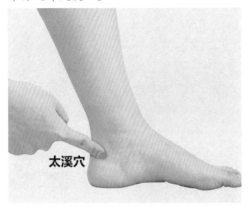

太溪穴

【艾灸方法】

用艾条温和灸太溪穴，每次每侧各10~15分钟。每天1次，寒湿较重者，可早晚各灸1次。17~19点艾灸效果最好。

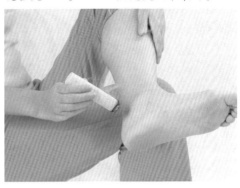

方法三：温和灸涌泉穴

【快速取穴】

坐位，卷足，在足底掌心前面正中凹陷处的前方，可见脚底肌肉组成的"人"字纹路，涌泉穴就位于"人"字纹交叉部分。身体不适时，按压此穴会有疼痛感。

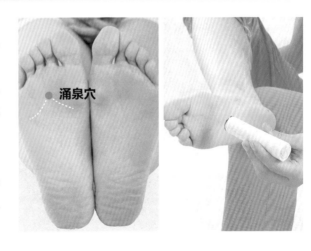

涌泉穴

【艾灸方法】

用艾条温和灸或艾炷隔药物灸，每侧15分钟，每日1次，至涌泉穴有热感上行为度。

中医小提示

北方冬季室内有暖气，很干燥，加上艾灸过程中正邪交战，如果火燥之邪暂时占了上风，就很容易出现上火症状。此时不要停止艾灸，继续灸就能将病邪驱出体外，如果中途放弃，则前功尽弃，甚至导致病邪更加猖狂。

艾灸后或者艾灸的过程中如果感到燥热口渴，要及时喝水，以温热的白开水为宜，切忌饮冷水。

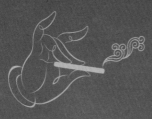

三伏灸，三九灸，
灸出一年的健康好身体

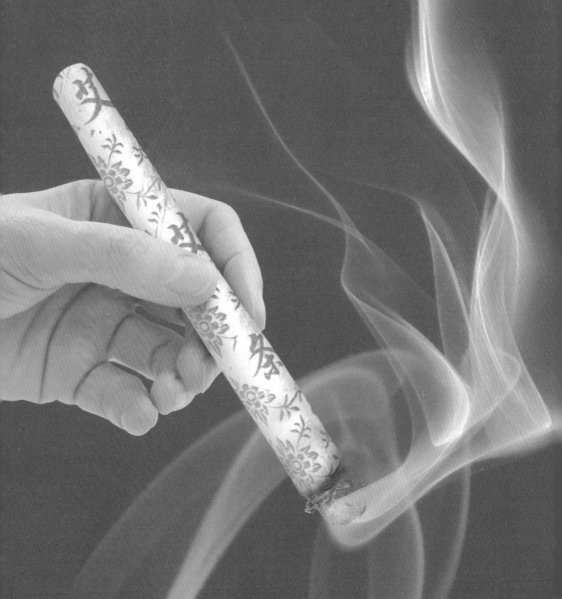

三伏灸祛除体内阴寒

中医主张"冬病夏治",三伏天正是冬病夏治的好时节,在夏天治疗冬天多发的疾病,以预防和减少该病在冬季发作。这个时期进行艾灸也是很好的补充阳气、扫除体内阴寒的方式,可以让女性一整年不感冒、不咳嗽、少生病。

◆ 三伏灸的优势

三伏灸的优势体现在以下几个方面。

1. 三伏天是外界阳气最盛的时候,艾灸可以充分对体内的阳气进行补充。

2. 此时人体毛孔易张开,新陈代谢加快,温热刺激使得药物更容易快速进入体内,发挥助阳除寒的功效。

3. 夏天艾灸,便于空气流通,室内空气清新;夏季穿衣少,也是便于艾灸的条件之一。

◆ 隔姜灸最正宗

三伏灸中,"隔姜灸+贴药"是最传统的疗法,其效果也最佳。隔姜灸可使贴的药容易渗透,激发穴位功效,使疗效叠加。

隔姜灸加药贴一般需要30~40分钟。要事先准备老姜,切成厚度相等的姜片。隔上姜片点燃艾炷,待艾炷燃尽再敷贴上药,只有这样才是正规的三伏灸。当然我们在操作的时候也可以直接艾灸。

◆ 哪些病适合三伏灸

三伏灸尤其适合阳气不足引起的病症,主要用于治疗两大类疾病。

1. 过敏性疾病,如支气管哮喘、过敏性鼻炎等。

2. 跟虚寒有关的疾病,如胃痛、关节痛、虚寒头痛、肾虚腰痛,及痛经、月经不调、不孕等证属虚寒者。

此外,办公一族常见的空调病、颈肩酸痛以及身体亚健康状态,也可尝试三伏灸保健治疗。

进行三伏灸，分别在每年的头伏、中伏、末伏选取一天进行阶段性治疗。一般选取三伏中头伏第 1 天、中伏第 1 天和末伏第 1 天，具体时间以中午 12 点为佳。

当然，也不只有这 3 天可以三伏灸，三伏天共 40 天，都可以进行艾灸，都会有很好的效果。如果是要调理呼吸系统疾病，那么这 3 天就是最好的，因为头伏、中伏、末伏的第 1 天都是庚日，性属金应肺。

不过，作为慢性病的治疗，三伏灸一般需要坚持 3 个疗程，即连续 3 个夏天都要按时完成初伏、中伏和末伏的治疗。还可以在三伏灸后进行加强灸，即冬季进行三九灸，以巩固疗效。

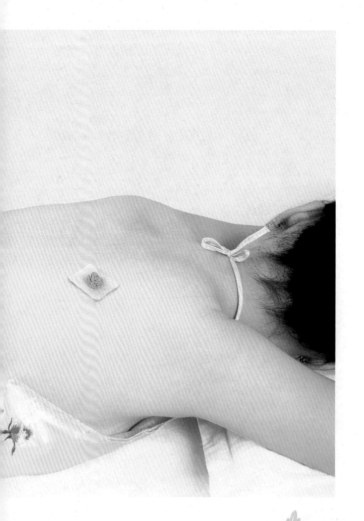

◆ 三伏灸的注意事项

三伏灸虽然能起到"冬病夏治"的功效，但并不是所有人都适合。疾病的急性发作期、发热、咽喉发炎患者，孕妇、肺结核患者、严重心肺功能不足者，均不宜三伏灸。皮肤贴外用药容易过敏者也不宜配合贴敷治疗。

三伏灸最有效的四大穴位

◆ 肺俞穴

阳气不足，阴寒内盛，容易影响肺的生理功能，进而患上咳嗽、哮喘等症。对于这类问题，在三伏天进行艾灸调理是很有效果的，而首选穴位就是肺俞穴。

肺俞穴是肺脏之气输注的部位，内应于肺脏，故能治疗肺病及肺阴不足之证。肺主气，外合于皮毛，鼻为肺之窍，故可调补肺气治疗皮肤病、鼻病，主治支气管炎、支气管哮喘、肺炎、肺结核、感冒等症。

三伏天艾灸肺俞穴能温补肺气，增强人体免疫功能，预防和治疗各种肺病。

◆ 定喘穴

定喘穴属于经外奇穴，位于背部，第7颈椎棘突下，后正中线旁开0.5寸。此穴具有止咳平喘、通宣理肺的功效，主治支气管炎、支气管哮喘、百日咳等。

定喘穴是治疗哮喘的特效穴。三伏天艾灸也是取其温补肺气的作用。可与肺俞穴一起艾灸，补肺效果更好。

一般以上两个穴位只要坚持三伏灸，到了冬天，咳嗽、哮喘的发病率就会大大降低。

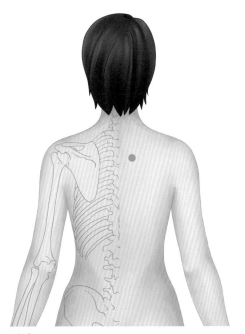

肺俞
位于背部，在第3胸椎棘突下，旁开1.5寸

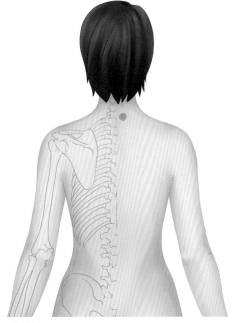

定喘穴
在脊柱区，横平第7颈椎棘突下，后正中线旁开0.5寸

◆ 膏肓穴

阳气不足，身体阴寒凝重会导致多种慢性病，疾病反过来又会耗损阳气，导致身体羸弱，所以冬病夏治很重要的一个方面是要调理好身体状态，在夏天让身体强壮起来，到了冬天自然就不惧严寒了。

对于三伏灸来说，一定不可忘了膏肓穴。膏肓穴位于人体的背部，第4胸椎棘突下，后正中线旁开3寸（4指宽）处，肩胛骨内侧，一压即疼处即是该穴。艾灸膏肓穴对增强人体正气、提高免疫力是非常有帮助的。

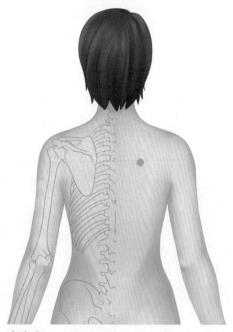

膏肓穴
在背部，当第4胸椎棘突下，旁开3寸

◆ 心俞穴

冬季是心脑血管疾病的高发季节，这与阳气不足、阴寒较重是有直接关系的。

阳气不足，会使经络血脉闭塞不通，进而出现心悸、心痛，甚至脑血栓等。即使是没有心脑血管病史的人，到了冬季也可能会出现胸背冷痛等症状，这都是心血不畅的反映。

要解决这个问题，艾灸心俞穴是不错的选择。心俞穴属膀胱经穴位，是心气输注于背部的穴位，具有很好的理气作用，可以缓解寒邪阻塞气机导致的胸闷、心痛等症。三伏天艾灸此穴，冬天来临就不易再犯心脑血管疾病了。夏季人容易心烦，艾灸此穴还能起到养血宁心的作用。

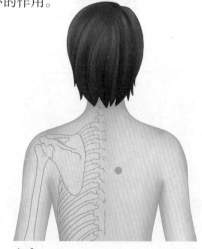

心俞
位于背部，在第5胸椎棘突下，旁开1.5寸

三九灸为身体增加阳气

常言道："今年冬令进补，明年三月打虎。"进补除了吃，还可以通过艾灸来达到。

三九是一年中最冷的时候，人体阴极阳生，阳气收敛，气血不畅。各种虚寒性疾病趁机而起，此时艾灸相应穴位能温阳益气、祛风散寒，对于女性防病强身都有显著的效果。

◆ 三九灸能提高人体免疫力

根据中医针灸理论，在"天人相应"传统理论指导下，在三九天艾灸相应穴位，能温阳益气、健脾补肾益肺、祛风散寒，起到通经活络止痛的功效。

将节气、艾灸和穴位三者结合，三九灸能够起到温阳补气、温经散寒的作用，从而提高机体的抗寒和抗病能力，提高人体免疫能力和对气候变化的适应能力。

◆ 三九灸能巩固三伏灸的疗效

三伏灸已经起到了一定的补阳除寒的功效，不过，到了冬季，由于寒气加重，身体在内外寒气的作用下，很容易导致旧病复发，所以此时艾灸，等于是为身体添了一把火，让阳气充足，彻底清除体内寒邪。

从某种意义上说，三九灸是三伏灸的延续与补充，可以加强和巩固三伏灸的疗效，两者相配合，阴阳并调，对提高身体防病抗病能力非常有利。

◆ 三九灸的时间安排

所谓三九，就是从冬至起，每9天为一九，依次为二九、三九。三九灸的时间可选在一九第1天、二九第1天和三九第1天。也可不拘于这3天，只要是在三九天，都可以进行。

◆ 哪些病适合三九灸

三九灸能有效增强机体抵抗力，调节亚健康状态，可治疗多种疾病。

1.对反复发作的过敏性病症，如慢性支气管炎、支气管哮喘、过敏性鼻炎，以及体虚感冒咳嗽等，疗效最佳。

2.消化系统疾病，如腹泻、胃痛、厌食、消化不良等。

3.风湿与类风湿关节炎、颈肩腰腿痛、痛经、肌肉疲劳等。

◆ 三九灸的注意事项

疾病的急性发作期、发热、咽喉发炎患者，孕妇、肺结核患者、严重心肺功能不足者，不宜三九灸。皮肤外用药容易过敏者也不宜配合贴敷治疗。

三九天是一年中最冷的时候，艾灸时一定要注意保暖。

另外，冬季是进补的季节，如果要行三九灸，则要注意饮食清淡，不宜食用油腻、辛辣、煎炸等刺激性食物。

冬季皮肤脆弱，如艾灸过程中出现局部水疱，要注意护理，破溃后不要抓挠，以免感染，可涂紫药水进行消毒。

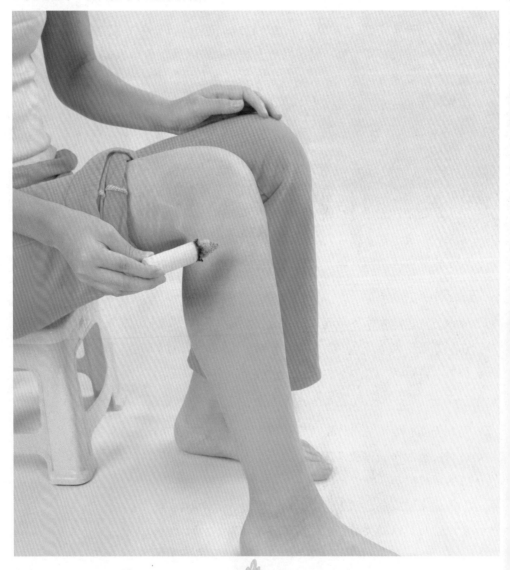

三九灸最有效的四大穴位

◆ 命门穴

命门之火是人体生命活力之源，是性机能和生殖能力的根本，对女性的生长、发育、衰老有密切关系，推动着脏腑的生理活动。脏腑有命门之火的温养，才能发挥正常的运化功能。

艾灸命门穴是保持命门之火的有效方法。命门穴在两肾俞之间，为元气之根本，生命之门户，它掌管先天的元气，因此可以温肾助阳、增加体力、恢复元气。三九天命门之火易衰虚，艾灸命门穴可强肾固本，温肾壮阳，让身体阳气十足，还能迅速让身体恢复活力。

◆ 肾俞穴

肾为生命之源，肾阳为一身阳气之本，肾阳不足，阴寒邪气必然会侵扰身体，导致疾病，护好肾阳是防治疾病的根本之法。补肾阳、护肾阳的首选穴位就是肾俞穴。

肾俞穴是肾脏气血输注于后背体表的部位，具有益肾助阳、纳气利水的作用。肾俞常用以改善肾脏与生殖系统疾病，如月经失调、痛经、白带异常、子宫脱垂等。

肾脏的另一功能是代谢水液，三九天，肾容易被寒气所伤，出现泌尿系统疾病，艾灸肾俞穴能强肾固本、温肾壮阳，防止肾病的发生。

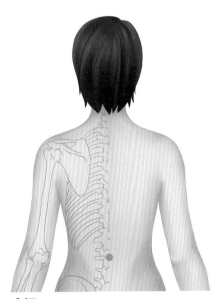

命门
在脊柱区，第2腰椎棘突下凹陷中，后正中线上

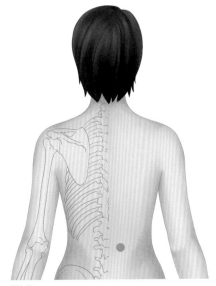

肾俞
位于腰部，在第2腰椎棘突下，旁开1.5寸

◆ 足三里穴

气血是人生存之本，气血的源头则在于脾胃，脾胃好，气血的生化才能顺畅，气血才充足。气血足了，人体阳气才足，所以调好脾胃也是保证阳气的重要方面。

调脾胃最重要的穴位莫过于足三里穴。足三里穴是足阳明胃经的合穴，聚集胃脏精气，具有健脾和胃、扶正培元的作用，对各种慢性疾病都有效，对脾胃疾病效果尤其明显，可改善胃病、呕吐、食欲不振、腹胀腹泻、失眠、高血压、胸闷、糖尿病等多种问题。经常按摩还能延缓老化。

艾灸足三里穴能补益脾胃、扶正培元、调和气血、驱邪防病，是养生保健不可不用的大穴。

◆ 涌泉穴

调理肾经是补足人体肾阳的重要方法，刺激肾经上的涌泉穴最为有效。涌泉穴位于足底，肾经的经气由此发出，灌溉周身各处，所以经常艾灸涌泉穴可畅通气血，调理肾经，缓解四肢冰冷，增强人体正气，预防各种疾病。

涌泉穴在足底，屈足卷趾，在足底掌心前面正中凹陷处的前方，约略可见脚底肌肉组成的"人"字纹路，涌泉穴就位于"人"字纹交叉部分。用艾条灸或艾炷隔药物灸15分钟，会有热感上行至下肢。

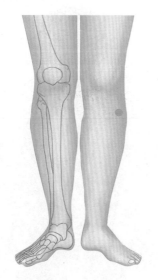

足三里
位于小腿前外侧，在犊鼻下3寸，距胫骨前缘一横指

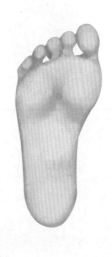

涌泉
在足底，屈足卷趾时足心最凹陷中